伦理委员会制度与操作规程

第 4 版

主　编　熊宁宁　刘海涛　胡晋红　伍　蓉
主　审　王思成　李　昱　曹　毅　胡镜清　刘　军　宋柏林　张金钟
副主编　黄　瑾　陆　麒　沈一峰　吴翠云　白　桦　盛艾娟

科学出版社
北　京

内 容 简 介

本书依据最新的研究伦理相关的法律、法规、政策和指南，对《伦理委员会制度与操作规程》进行了修订。全书分为四个部分：管理、指南、标准操作规程、附件表格。管理包括了组织机构伦理审查体系管理规范，伦理委员会章程，研究利益冲突政策，以及伦理委员会的管理文件。指南包括了指导研究者的伦理审查送审指南，指导委员的涉及人的生物医学研究伦理审查指南。标准操作规程涵盖了 SOP 的制定、组织机构的管理、伦理审查的程序、伦理审查的类别、监督和办公室管理六个方面的内容。附件表格提供了列表、组织机构的管理、伦理委员会的管理、送审、受理、审查/咨询、审查事务、监督等各种操作记录的表单，以及术语表和参考文献。

本书以及《伦理审查体系认证标准与审核指南》（科学出版社 2021 年 1 月第 1 版），可以共同为医疗卫生机构、高等院校、科研院所建立研究伦理审查体系，规范伦理委员会的管理，提高伦理审查能力，提供切实可行的参考和指导。

图书在版编目（CIP）数据

伦理委员会制度与操作规程 / 熊宁宁等主编. —4 版. —北京：科学出版社，2021.4
ISBN 978-7-03-068618-3

Ⅰ. ①伦… Ⅱ. ①熊… Ⅲ. 医学伦理学-医药卫生组织机构-技术操作规程 Ⅳ. ①R-052

中国版本图书馆 CIP 数据核字（2021）第 070133 号

责任编辑：鲍 燕 / 责任校对：王晓茜
责任印制：赵 博 / 封面设计：陈 敬

科学出版社 出版
北京东黄城根北街 16 号
邮政编码：100717
http://www.sciencep.com

北京富资园科技发展有限公司印刷
科学出版社发行 各地新华书店经销

*

2006 年 9 月第 一 版 开本：850×1168 1/16
2021 年 4 月第 四 版 印张：17
2025 年 5 月第六次印刷 字数：436 000

定价：98.00 元

（如有印装质量问题，我社负责调换）

编者名单

主编

熊宁宁（南京中医药大学附属医院）

刘海涛（瑞士卫森医药咨询有限公司）

胡晋红（上海长海医院）

伍蓉（复旦大学附属华山医院）

主审

王思成（国家中医药管理局）

李昱（国家中医药管理局）

曹毅（浙江省中医院）

胡镜清（中国中医科学院）

刘军（广东省中医院）

宋柏林（长春中医药大学）

张金钟（天津中医药大学）

副主编

黄瑾（上海岳阳医院）

陆麒（上海仁济医院）

沈一峰（上海市精神卫生中心）

吴翠云（复旦大学附属华山医院）

白桦（北京协和医院）

盛艾娟（首都医科大学附属北京佑安医院）

编委（按姓氏汉语拼音排序）

白彩珍（首都医科大学附属北京天坛医院）

白楠（中国人民解放军总医院）

陈虎（沧州市中心医院）

陈晓云（上海中医药大学附属龙华医院）

陈莹（南京中医药大学附属医院）

陈仲林（上海交通大学附属胸科医院）

程金莲（首都医科大学附属北京中医医院）

关梓桐（世界中医药学会联合会）

胡兴媛（南方医科大学南方医院）

贾景蕴（天津中医药大学第一附属医院）

贾艳艳（西京医院）

江一峰（上海交通大学附属第一人民医院）

蒋辉（福建医科大学附属漳州市医院）

蒋健（上海中医药大学附属曙光医院）

蒋萌（南京中医药大学附属医院）
李佶（上海中医药大学附属龙华医院）
李素娟（济南市中心医院）
李晓彦（广州中医药大学第二附属医院）
梁伟雄（广州中医药大学第二附属医院）
刘芳（南京中医药大学附属医院）
刘建忠（湖北中医药大学附属医院）
刘强（世界中医药学会联合会）
罗晓琼（重庆市中医院）
母双（北京大学附属人民医院）
乔洁（中国中医科学院广安门医院）
桑志成（中国中医科学院望京医院）
商建伟（北京中医药大学东直门医院）
申丹（世界中医药学会联合会）
田宁（广东省中西医结合医院）
万征（国家药品监督管理局高级研修学院）
汪秀琴（南京医科大学第一附属医院）
王春芳（河南中医药大学第一附属医院）
王典（南京中医药大学附属医院）
王卯（南京中医药大学附属医院）
王晓骁（南京中医药大学附属医院）
吴静（南京中医药大学附属医院）
夏芸（北京中医药大学东方医院）
谢洁琼（国家药品监督管理局高级研修学院）
徐春波（世界中医药学会联合会）
殷俊刚（南京中医药大学附属医院）
于萍（辽宁中医药大学附属医院）
于茜（南京中医药大学附属医院）
张军（南京中医药大学附属医院）
訾明杰（中国中医科学院西苑医院）
邹冲（南京中医药大学附属医院）

前　言

国家药品监督管理局于 1999 年颁布了《药品临床试验管理规范（GCP）》，自此，药物临床试验的伦理审查在我国全面推开。药物临床试验机构面临伦理委员会如何规范管理和审查的新问题。我们依据世界卫生组织（World Health Organization，WHO）《生物医学研究伦理审查委员会操作指南》（2000 年），国际医学科学组织理事会（Council for International Organizations of Medical Sciences，CIOMS）《涉及人的生物医学研究国际伦理指南》（2002 年），以及国家食品药品监督管理局《药物临床试验质量管理规范》（2003 年），于 2006 年 8 月出版了《临床试验机构伦理委员会操作规程》第 1 版。

2007 年，上海长海医院，南京中医药大学附属医院，复旦大学附属华山医院在 WHO/TDR 发展伦理审查能力战略计划（Strategic Initiative for Developing Capacity in Ethical Review，SIDCER）的帮助下，规范伦理委员会的管理，提高审查技能。在国家中医药管理局的领导下，我们总结了伦理委员会管理和审查的实践经验，于 2012 年和 2014 年更名再版了《伦理委员会制度与操作规程》第 2 版和第 3 版。

经国家认证认可监督管理委员会批准，我国从 2015 年起，开始了涉及人的生物医学研究伦理审查体系的认证工作。2016 年，CIOMS 修订颁布了《涉及人的健康相关研究国际伦理指南》。同年，人用药品注册技术国际协调会议（International Conference on Harmonization of Technical Requirements for Registration of Pharmaceuticals for Human Use，ICH）修订了《临床试验管理规范指南（Guideline for Good Clinical Practice，GCP）》。2020 年，我国颁布了新修订的《药物临床试验质量管理规范》。这些法规和指南的修订，使得我国伦理委员会管理和审查的规范要求发生了很大的变化，例如：受试者保护是一个体系，涉及研究者/研究机构、申办者、伦理委员会，伦理委员会通过伦理审查履行受试者保护的职责；采用国际公认的伦理审查同意研究的标准；伦理委员会跟踪审查重点关注增加受试者风险和显著影响研究实施的非预期问题；通过信息技术，改进审查流程，提高伦理审查的效率。在此背景下，我们依据最新的研究伦理相关的法律、法规、政策和指南，对《伦理委员会制度与操作规程》的体例和内容进行了较大的修订。

希望本书的再版，以及《伦理审查体系认证标准与审核指南》（科学出版社 2021 年 1 月第 1 版），能够共同为我国开展涉及人的生物医学研究的医疗卫生机构、高等院校、科研院所建立研究伦理审查体系，规范伦理委员会的管理，提高伦理审查能力，提供切实可行的参考和指导。

编者

2021 年 2 月

目 录

第一部分　管理

第一类 组织机构的管理

组织机构伦理审查体系管理规范

第一章 总则

第一条 为保护生物医学研究受试者的权益和安全，根据国家药品监督管理局和国家卫生健康委员会《药物临床试验质量管理规范》(2020 年)，国家认证认可监督管理委员会《涉及人的生物医学研究伦理审查体系要求》(2020 年)，制定本规范。

第二条 保护生物医学研究受试者的权益和安全是研究者，研究机构，申办者，伦理委员会，以及政府相关管理部门的共同责任。

组织机构负责建立涉及人的生物医学研究伦理审查体系，明确伦理审查体系所要求的研究项目管理、利益冲突管理、合同管理、经费管理、培训管理、与受试者的沟通交流、资源管理、质量管理等事项的管理部门；明确界定各相关管理部门、伦理委员会、伦理委员会办公室、以及研究者和研究人员的受试者保护职责。在这个体系框架中，各部门和人员遵循相关法律、法规、政策和指南，遵循公认的伦理准则，相互协作，实现保护受试者权益和安全的目标。

第二章 伦理审查体系管理

第三条 组织机构委派一位机构高层领导负责伦理审查体系的管理。

第四条 组织机构在其现有的组织架构和部门职责的基础上，建立伦理审查体系的组织架构，界定伦理审查体系各相关管理部门、伦理委员会、伦理委员会办公室、以及研究者和研究人员的受试者保护职责。

第五条 组织机构伦理审查体系应当遵循我国研究伦理相关的法律、法规、政策和指南，以及相关的国际研究伦理指南。

组织机构依法制定并执行伦理审查体系的管理制度、指南和操作程序。

第三章 研究项目管理

第六条 研究项目管理的职能部门是科技处，临床试验机构办公室。

第七条 涉及人的生物医学研究是指以人为受试者，或者使用可识别身份的人体材料和数据，为了解疾病的原因、发展和结果，改进预防、诊断和治疗而进行的研究活动。

第八条 伦理审查体系的监管范围涵盖本机构承担的，以及在本机构内实施的所有涉及人的生物医学研究，不论其经费资助来源、研究类型，或研究实施地点。

第九条 科技处负责判断其所管理的研究项目是否属于涉及人的生物医学研究，明确判断的责任者和程序，在通知研究立项的同时，告知研究者其承担的研究项目是否在伦理审查体系监管的范围内。

第十条 科技处或者专业科室负责组织学术委员会或专家委员会对科研项目进行科学审查。科学审查应当同时评估研究是否符合以下两条伦理审查同意研究的标准：受试者的风险最小化，受试者的风险与其参加研究的预期获益（如有）以及可以合理预期产生的知识的重要性相比是合理的。科学审查的结果应当作为伦理审查同意程序的一部分，以正式的书面方式告知伦理委员会。

第十一条　临床试验机构办公室负责确认药物临床试验项目和医疗器械临床试验项目获得了政府药品监督管理部门的同意，或已按要求备案，或符合豁免同意/备案的条件。

第十二条　临床试验机构依法制定并执行试验用药品和试验用医疗器械的管理制度和程序。

第四章　利益冲突管理

第十三条　利益冲突管理的职能部门是监察室。

第十四条　组织机构颁布研究利益冲突政策，识别和管理组织机构的经济利益冲突，研究者和研究人员的经济利益冲突，委员和独立顾问的利益冲突。

第十五条　组织机构委托伦理委员会依据研究利益冲突政策的规定，审查研究者和研究人员的利益冲突声明。

第五章　合同管理

第十六条　研究项目合同管理的职能部门是科技处，临床试验机构办公室，审计处。研究者应当参与研究项目合同的商谈或起草。

第十七条　政府资助、组织机构资助的研究，或者组织机构同意立项的研究者发起（包括其他第三方资助）的研究，组织机构与研究资助者的合同应当约定，或者有机制保证，如果受试者发生与研究相关的损害可以获得免费医疗和补偿。

第十八条　药物/医疗器械临床试验的合同应当约定以下申办者的受试者保护责任条款：如果受试者发生与试验相关的损害可以获得免费医疗和补偿；申办者在研究的监查和稽查中发现可能影响受试者安全或临床试验实施的严重或持续偏离方案，应当及时向临床试验机构和伦理委员会报告；申办者负责分析评估任何来源的安全性相关信息，并按照GCP和相关法规指南向研究者及临床试验机构、伦理委员会提交安全性报告；公开研究结果的计划，以及申办者和研究者在公开研究结果中的责任和分工；研究结束后如果发现涉及受试者重大健康问题且具有直接临床意义的信息，申办者应当向研究者和临床试验机构报告。

第十九条　审计处负责对药物/医疗器械临床试验的合同进行审计，包括合同应当约定的受试者保护的责任条款。

第六章　经费管理

第二十条　经费管理的职能部门是计财处。

第二十一条　计财处负责研究经费和伦理审查经费的统一管理。研究项目的申办者/资助者不能将研究经费与伦理审查费直接支付给研究人员和伦理委员会。

第二十二条　组织机构颁布正式文件，规定伦理审查项目的收费标准，伦理委员会委员审查劳务费的支出标准。

第二十三条　计财处设立研究风险基金或者其他预算科目，对政府资助、组织机构资助的研究，或者组织机构同意立项的研究者发起（包括其他第三方资助）的研究，如果研究经费预算或项目合同约定没有研究相关损害的医疗费用和补偿，可以从该基金或预算科目列支受试者与研究相关损害的医疗费用和补偿。

第七章 培训管理

第二十四条 培训管理的职能部门是教育处。

第二十五条 科技处、临床试验机构办公室、伦理委员会办公室根据部门职能要求，制订受试者保护知识和技能的年度培训计划，申报培训经费预算。各部门可以充分地利用各种资源，提供尽可能多的培训机会。

第二十六条 培训计划的执行情况列入年度考核。

第八章 与受试者的沟通交流

第二十七条 组织机构为受试者建立一个可信任的渠道，使其可以向一个独立于研究人员且知晓研究项目情况的部门提出诉求和意见。

第二十八条 组织机构委托伦理委员会办公室负责受理和协调处理受试者的诉求和意见。临床试验机构办公室、科技处、医务处等部门共同参与处理受试者的诉求和意见。

第二十九条 伦理委员会办公室负责开展伦理审查的宣传活动。科技处、临床试验机构办公室负责开展医学研究的宣传活动。

第九章 资源管理

第三十条 伦理审查体系的领导负责组织对伦理审查体系的资源配置进行审核，根据需要调整资源配置。

第三十一条 组织机构通过多中心临床研究的协作伦理审查协议，与其他组织机构共享伦理审查资源，以促进研究并提高审查的效率和成本效益。如果本机构承担中心伦理审查的责任，应当确认伦理委员会具备与研究项目专业相一致的审查能力。如果本机构承担协作伦理审查的责任，应当保持对本机构的研究实施监督，并有权终止或暂停一项研究。协作伦理审查的协议还应当说明各研究中心诸如方案修正、非预期问题报告的沟通交流程序。

第三十二条 组织机构通过委托伦理审查的协议，接受其他组织机构委托的伦理审查，应当确认伦理委员会具备与受委托审查项目专业相一致的审查能力，有条件对受委托项目进行初始审查，跟踪审查和复审。

第十章 质量管理

第三十三条 组织机构至少有 2 人经过伦理审查体系内审员培训，并获得内审员培训合格证书。

第三十四条 内审员负责内部审核，对伦理审查体系是否符合认证审核的要求并持续有效运行进行审核、验证。内审员不审核自己的工作。

第三十五条 伦理审查体系的领导负责组织对伦理审查体系的持续适宜性，充分性和有效性进行管理评审。

第三十六条　伦理审查体系各相关管理部门的人员应当与研究者和研究人员进行开放式的沟通交流，对其所关注的伦理审查体系的问题和提出的建议做出回应。

第三十七条　研究项目管理的职能部门负责对违反伦理准则的研究行为采取纠正和纠正措施。

对严重或持续偏离方案的研究行为，研究项目管理的职能部门与伦理委员会合作，采取与其性质和程度相对应的纠正和纠正措施。

第十一章　伦理委员会的组织管理

第三十八条　组织机构根据研究伦理相关的法律、法规、政策和指南，制定并颁布伦理委员会章程。

第三十九条　组织机构根据本机构伦理审查项目的性质和范围，构建伦理委员会的组织架构，设立一个或多个伦理委员会并规定其审查范围，设立为伦理委员会提供审查事务服务的办公室。

第四十条　组织机构负责伦理委员会的组建或换届。组织机构颁布正式书面文件任命伦理委员会的委员，主任委员，副主任委员，替补委员，秘书。

第四十一条　组织机构通过伦理委员会章程，授予伦理委员会独立审查的权利。

组织机构的法人代表、研究管理部门的领导不担任伦理委员会委员，亦不参与伦理委员会办公室的日常管理。

研究项目管理的职能部门和领导不得批准实施未经伦理审查同意的研究项目，但是，可以按程序不批准、终止或暂停研究项目。

伦理审查体系的领导负责受理和处理对伦理审查不当影响的报告。

第四十二条　组织机构人事管理部门负责组织对伦理委员会组成人员履职能力的年度考核。

组织机构定期评估伦理委员会的成员与组成，必要时加以调整，以保证伦理委员会能够胜任伦理审查的职责。

第十二章　伦理委员会

第四十三条　伦理委员会通过伦理审查履行受试者保护的职责。

第四十四条　伦理委员会依据研究和伦理相关的法律、法规、政策和指南，依据同意研究的标准，审查和同意一项研究。

第四十五条　伦理审查会议应当对研究项目进行充分的讨论，形成明确的审查意见后提请表决。表决的委员应当符合法定人数。决定的票数应当超过伦理委员会全体委员的半数。

第四十六条　伦理委员会按照同意研究的标准，做出同意，必要的修改后同意，不同意，终止或者暂停已同意的研究的审查决定。

第四十七条　伦理委员会以跟踪审查的方式对其同意的研究进行监督。

第十三章　伦理委员会办公室

第四十八条　伦理委员会办公室是伦理委员会履行审查职责的支持部门，负责审查事务的管理，文件与信息的管理。

第四十九条　伦理委员会办公室负责制定伦理审查的送审指南，定义送审类别，规定送审程序和送审文件清单，以及伦理审查送审者须知的其他事项。

第五十条　伦理委员会办公室根据初始审查、跟踪审查和复审的性质，选择合适的审查方式，选择胜任的主审委员，邀请合适的独立顾问。伦理委员会可以指定1～2名医学专业背景的委员负责安全性报告的审查，并由其决定是快审通过，还是提交会议审查。

第五十一条　伦理委员会办公室负责组织审查会议，安排会议时间，制定会议日程，保证委员的审查能够获得足够的信息，并保证会议符合法定人数。

第五十二条　伦理委员会办公室负责对伦理委员会的会议审查、审查决定形成文件记录。

第五十三条　伦理委员会办公室负责有效和及时地传达伦理审查的决定。

第五十四条　伦理委员会办公室负责文件档案的管理，保证审查项目文档的安全和保密。审查项目文档的保存时间应当符合法规规定，并满足申办者的要求。

第五十五条　伦理委员会办公室负责有效管理年度/定期审查的信息，同意研究的有效期限的信息，以及待提交复审项目的信息。

第十四章　研究者和研究人员

第五十六条　有资格、经验和能力、尽责的研究者和研究人员能为受试者提供最好的保护。

第五十七条　研究者和研究人员应当遵循伦理审查体系的监管要求，知晓哪些活动属于涉及人的生物医学研究，并在伦理审查体系的监管范围内。

第五十八条　研究者和研究人员应当遵循研究利益冲突政策的规定，识别并公开经济利益冲突。

第五十九条　研究者应当依据专业标准，并以最大限度减少受试者风险的方式设计一项研究。

第六十条　研究者开展每项研究前，应当确定具备保护受试者所需的资源。

第六十一条　研究者和研究人员应当以公平的方式招募受试者。

第六十二条　研究者和研究人员应当采用与研究类型和受试人群相适应的知情同意过程及文件，帮助受试者在知情、理解和自愿的基础上做出决定。

第六十三条　研究者和研究人员应当关注并以适当的方式回应受试者的担忧、抱怨或信息要求。

第六十四条　研究者应当具有研究职能所要求的资格，负责做出医学判断和临床决策的研究者和研究人员应当具有本机构的执业医师资格。

第六十五条　研究者负责授权研究人员，委派合适的研究任务和责任，并对研究保持适当的监管，确保研究人员履行所授权的职责，产生可靠的数据。

第六十六条　研究者和研究人员应当遵循GCP和临床研究相关的法律法规，遵循伦理委员会同意的方案开展研究。

第六十七条　研究者和研究人员应当遵循GCP和临床研究相关的法律法规，组织机构的制度和程序，以及伦理委员会的报告要求，对研究过程中发生的应当报告的事项提交报告。

伦理委员会章程

第一章　总则

第一条　为保护生物医学研究受试者的权益和安全，规范伦理委员会的组织和运行，根据国家药品监督管理局和国家卫生健康委员会《药物临床试验质量管理规范》(2020 年)，国家卫生和计划生育委员会《涉及人的生物医学研究伦理审查办法》(2016 年)，国家中医药管理局《中医药临床研究伦理审查管理规范》(2010 年)，国家认证认可监督管理委员会《涉及人的生物医学研究伦理审查体系要求》(2020 年)，制定本章程。

第二条　组织机构负责建立涉及人的生物医学研究伦理审查体系。在这个体系框架中，各相关管理部门、伦理委员会、伦理委员会办公室、以及研究者和研究人员遵循相关法律、法规、政策和指南，遵循公认的伦理准则，相互协作，实现保护受试者权益和安全的目标。

第三条　伦理委员会是伦理审查体系的一个组成部分。组织机构负责伦理委员会的组建和换届，授予伦理委员会独立审查的权利，提供伦理委员会管理和运行所需的资源。

第四条　伦理委员会的宗旨是通过对涉及人的生物医学研究项目的伦理审查，确保受试者的权益和安全得到保护，促进生物医学研究达到科学和伦理的高标准，增强公众对研究的信任和支持。

第二章　伦理委员会的组织

第五条　组织架构：组织机构根据本机构伦理审查项目的性质和范围，构建伦理委员会的组织架构，设立一个或多个伦理委员会并规定其审查范围，设立为伦理委员会提供审查事务服务的办公室。如果研究伦理委员会有多个分会，可以按研究项目的专业类别或者管理部门界定各分会的审查范围。同一研究项目的多次审查应当在同一分会审查。在有条件的情况下，可以设置一个外单位委员占比超过二分之一的研究伦理委员会分会，以审查组织机构领导的研究项目。

第六条　委员：审查涉及人的生物医学研究项目的伦理委员会，其委员类别应当包括医药专业、非医药专业的委员，独立于组织机构（即：不隶属组织机构且不是组织机构成员的直系亲属）的委员，并有不同性别的委员；委员人数不少于 7 人。少数民族地区应当考虑少数民族委员。经常审查涉及弱势受试者研究项目的伦理委员会，应当有熟悉此类人群特点、或有与此类人群相关工作经验的委员。经常审查中医药研究项目的伦理委员会，应当有中医药专业背景的委员。

组织机构的法人代表与研究项目管理部门的领导，不担任审查涉及人的生物医学研究项目的伦理委员会委员，也不参与伦理委员会办公室的日常管理，以避免相互竞争的研究业务发展利益对伦理审查过程的影响。

第七条　主任委员：伦理委员会设主任委员 1 名，副主任委员 1～2 名。主任委员负责主持审查会议，审签会议记录，审签决定文件。主任委员因故不能履行职责时，由副主任委员履行主任委员的职责。主任委员与其他委员之间不是领导与被领导的关系。

第八条　替补委员：当委员因故不能参加伦理审查会议时，可以由同类别的替补委员替代出席审查会议并履行审查职责。替补委员应当具有与其所替补的委员类似的职业背景和审查能力。如果替补委员不是替补同类别的所有委员，而是替补其中某一位或几位委员，则应当说明其所替补委员的姓名。

第九条 招募/推荐：组织机构采取公开招募或者部门推荐的方式，形成伦理委员会委员的候选人员名单。

第十条 聘任：组织机构负责伦理委员会委员的任命事项。伦理委员会委员的候选人员名单提交组织机构常务委员会审查讨论，同意当选的票数应当超过常务委员会全体组成人员的半数。如果组织机构常务委员会的组成人员是委员的候选人员，其应当退出任命程序。组织机构颁发正式书面文件任命伦理委员会的委员，主任委员，副主任委员，替补委员，秘书。书面聘任文件应当告知其岗位职责。

接受聘任的伦理委员会委员应当签署委员履职承诺书：同意公开自己的姓名、职业和隶属机构；同意遵循组织机构的研究利益冲突政策，公开与审查项目相关的利益冲突；同意接受伦理审查同意研究的标准和审查要点的培训，持续提高伦理审查能力；同意应要求公开与伦理审查工作相关的劳务补偿；同意遵循维护审查项目机密的规定。

首次聘任的委员和秘书应当经过岗前培训，经考核合格后上岗。

第十一条 备案：组织机构应当在伦理委员会设立之日起 3 个月内向其执业登记机关或上级主管部门备案，并在医学研究登记备案信息系统上传信息。

组织机构应当在官网公开伦理委员会的组织信息：伦理委员会的组织架构，各伦理分会的审查范围；委员的姓名，性别，职业，工作单位（非本机构委员应当有不是本机构任何成员直系亲属的说明），伦理委员会的职务；伦理委员会的联系方式。

第十二条 任期：伦理委员会每届任期 2～3 年。医药专业委员的连续任期不超过两届。

第十三条 换届：伦理委员会的换届应当考虑审查能力的发展和工作的连续性。换届的医药专业委员不少于二分之一。

第十四条 辞职：委员因健康、工作调离或者其他个人原因不能继续履行委员的职责，应当书面申请辞去委员职务。

第十五条 免职：组织机构负责伦理委员会委员的免职事项。以下情况可以免去委员资格：因各种原因缺席半数以上的年度伦理审查会议者；因道德行为规范与委员职责相违背，不适合继续担任委员者。免职由组织机构常务委员会讨论决定，同意免职的票数应当超过常务委员会全体组成人员的半数。免职决定以组织机构正式书面文件的方式发布。

第十六条 替换：因委员辞职或免职，可以启动委员替换程序。根据资格相当的原则招募/推荐候选的替换委员。替换委员由组织机构常务委员会讨论决定，同意票应当超过常务委员会全体组成人员的半数。当选的替换委员以组织机构正式书面文件的方式任命。

第十七条 考核：组织机构人事管理部门负责组织对伦理委员会委员、主任委员、副主任委员、秘书履职能力的年度考核。组织机构定期评估伦理委员会的成员与组成，必要时加以调整，以保证伦理委员会能够胜任伦理审查的职责。

第三章 伦理委员会的权利

第十八条 权利：组织机构授予伦理委员会独立审查的职能和权利。伦理委员会的审查独立于被审查项目的研究者和申办者，并不受其他任何不当的影响。为确保伦理委员会的审查职能独立于组织机构的其他部门，组织机构授予伦理委员会以下权利：同意，必要的修改后同意，不同意，终止或者暂停已同意的研究；观察或让第三方观察知情同意的过程或研究的实施。

第十九条　独立审查权利的保证：组织机构研究项目管理的部门和领导可以按程序不批准、终止或者暂停伦理委员会已经审查同意的研究项目，但是不得批准实施未经伦理审查同意的研究项目。

组织机构伦理审查体系的领导负责受理和处理伦理委员会委员、秘书报告的对伦理审查的不当影响。

第四章　伦理委员会的资源

第二十条　管理资源：组织机构为伦理委员会配备胜任的、足够人数的秘书，提供所需的办公设备，可利用的档案室和会议室。组织机构为伦理委员会秘书的职业发展提供有利的条件。

第二十一条　培训资源：组织机构为委员、主任委员、副主任委员、秘书提供充分的培训机会和时间，使其能够胜任其岗位职责。

第二十二条　财务资源：组织机构将伦理委员会的运行经费列入年度财务预算，以满足其人员、培训、设备、办公消耗品、审查劳务等支出的需要。经费使用按照组织机构财务管理规定执行。支付给委员的劳务补偿可以应要求公开。

第二十三条　伦理审查资源的共享：组织机构通过多中心临床研究协作伦理审查的协议，与其他组织机构共享伦理审查资源，以提高研究和伦理审查的效率和效益。如果本机构承担中心伦理审查的责任，应当确认伦理委员会具备与审查项目专业相一致的审查能力。如果本机构承担协作伦理审查的责任，应当保持对本机构的研究实施监督，并有权终止或者暂停一项研究。协作伦理审查的协议还应当说明各研究中心沟通交流的程序，例如方案修正，非预期问题的报告。

组织机构通过委托伦理审查的协议，接受其他组织机构委托的伦理审查，应当确认伦理委员会具备与受委托审查项目专业相一致的审查能力，有条件对受委托审查项目进行初始审查，跟踪审查和复审。

第五章　伦理委员会的运行

第二十四条　职责：伦理委员会应当制定程序文件，对本机构承担的、以及在本机构内实施的涉及人的生物医学研究项目进行初始审查、跟踪审查和复审。伦理审查应当独立、称职和及时。

伦理委员会办公室为伦理委员会提供审查事务的服务，开展伦理审查的宣传活动，受理并协调处理受试者的诉求和意见。伦理委员会办公室应当向备案的执业登记机关提交伦理委员会的年度工作报告。

第二十五条　审查文件：伦理委员会办公室应当保证委员能够获得伦理审查所需的文件和信息，以便委员能够按照伦理审查同意一项研究的标准进行审查。

第二十六条　审查方式：伦理委员会的审查方式有会议审查，紧急会议审查，快速审查。

会议审查是伦理委员会主要的审查工作方式，审查会议的安排应当保证审查的及时性。研究过程中出现危及受试者生命安全的重大非预期问题，应当召开紧急会议审查。

快速审查是会议审查的补充形式，目的是为了提高工作效率，主要适用于以下情况：受试者风险不大于最低风险，且不涉及弱势人群和个人隐私及敏感性问题；已同意方案的较小修改；没有受试者入组且未发现额外风险；已完成或停止研究相关的干预，研究仅是对受试者的跟踪随访；不属于增加受试者风险或显著影响研究实施的非预期问题；伦理审查提出的明确或较小的修改意见，伦理委员会为了验证这些修改。

伦理委员会可以指定 1～2 名医学专业背景的委员作为所有安全性报告的主审，并由其决定是快审通过，还是提交会议审查。

第二十七条　主审/预审：伦理审查实行主审制，每个审查项目安排 1～2 名主审委员，主审委员应当记录审查工作表。审查会议实行预审制，委员应当在审查会议前预审送审项目。

第二十八条　咨询：如果委员的专业知识不能胜任某研究项目的审查，或某研究项目的受试者与委员的社会和文化背景明显不同时，应当咨询独立顾问。咨询独立顾问可以按程序邀请，或者主审委员在主审过程中直接联系专家以获得咨询意见。独立顾问应邀对研究项目的某方面问题提供咨询意见，但不具有表决权。

第二十九条　法定人数：法定人数应当超过伦理委员会全体委员的半数，并不少于 7 人；应当包括医药专业、非医药专业的委员，独立于组织机构的委员，以及不同性别的委员。有利益冲突退出审查会议决定的委员，不计入法定人数。

第三十条　审查与决定：伦理委员会应当依据伦理审查同意一项研究的标准，对送审项目进行充分的审查和讨论。会议主持人概括讨论所形成的审查意见后提请表决。参加表决的委员应当符合法定人数，并参加伦理审查会议的讨论。审查决定的意见有：同意，必要的修改后同意，不同意，终止或者暂停已同意的研究。审查决定的票数应当超过伦理委员会全体委员的半数。会后应当及时传达审查决定。

研究者/申办者对伦理委员会的审查决定有不同意见，可以提交复审，还可以要求与伦理委员会委员进行直接的沟通交流。

第三十一条　利益冲突管理：伦理委员会委员应当遵循研究利益冲突政策，与审查项目存在利益冲突的委员应当主动声明，并退出该项目审查的讨论和决定程序。

伦理委员会受组织机构的委托，依据组织机构研究利益冲突政策的规定，审查研究者和研究人员的利益冲突声明。

第三十二条　保密：伦理委员会委员对送审项目的文件负有保密的责任和义务，不得私自复制与外传，不得利用伦理审查所获知的信息为自己或第三方谋取商业利益。

第三十三条　质量管理：伦理委员会应当对研究者和研究人员对伦理审查程序提出的问题和建议做出回应。伦理委员会应当接受组织机构的内部审核和管理评审；接受政府卫生行政部门、药品监督管理部门的监督检查；接受独立第三方的研究伦理审查体系的质量认证。伦理委员会应当对检查发现的问题，以及认证审核发现的不符合项，采取相应的纠正和纠正措施。

研究利益冲突政策

第一章　总则

第一条　研究的客观性与伦理审查的公正性是科学研究获得公众信任的基石。研究的利益冲突可能会危及科学研究的客观性与伦理审查的公正性，并可能危及受试者的权益和安全。为了规范科学研究行为，保证研究的客观性与伦理审查的公正性，根据国家药品监督管理局和国家卫生健康委员会《药物临床试验质量管理规范》(2020 年)，国家认证认可监督管理委员会《涉及人的生物医学研究伦理审查体系要求》(2020 年)，制定本政策。

第二条　本政策适用于组织机构涉及人的生物医学研究相关职能部门的管理活动，伦理委员会委员的审查活动，独立顾问的咨询活动，以及研究人员的研究活动。

第三条　监察室是利益冲突管理的职能部门，负责组织机构领导干部研究经济利益冲突的管理，负责对违反研究利益冲突政策者以及科研学术道德失范者的调查与处理。

第四条　组织机构的研究利益冲突政策应当公开发布，并作为组织机构相关管理人员、伦理委员会委员、研究者和研究人员培训和必须知晓的内容。

第二章　组织机构的经济利益冲突

第五条　组织机构的经济利益冲突是指组织机构、关键的组织领导及其直系亲属或商业合伙人的经济利益与保护受试者、维护研究的完整性和维护伦理审查体系公信力之间的利益竞争。关键的组织领导是指法人代表，研究管理部门的领导，例如药物临床试验机构的主任、副主任。本政策文件的直系亲属是指配偶、受抚养的子女。

第六条　组织机构应当公开和规范管理的经济利益冲突的种类：组织机构是药物/医疗器械临床试验项目的研究成果所有者、专利权人；申办者给予研究机构的捐赠；组织机构投资的项目等。

第七条　组织机构经济利益冲突的管理措施：

1. 组织机构是研究成果的转让方或所有者、专利权人、或者投资人，本机构不应当承担该项目上市注册申请的临床试验。

2. 接受社会捐赠资助必须以法人名义进行，捐赠资助财物必须由组织机构指定的部门统一管理，严格按照捐赠协议约定开展公益非营利性业务活动。

第八条　关键的组织领导应当公开和规范管理的个人经济利益的种类：与其签署的研究项目合同方、或者其管理的研究项目申办者之间存在授予任何专利许可或研究成果转让的关系；存在投资关系；存在购买、出售、租借任何财产或不动产的关系；拥有与研究产品有竞争关系的类似产品的经济利益；与合同方/申办者之间存在雇佣与服务关系；接受合同方/申办者支付的顾问/咨询费等。

第九条　关键的组织领导个人经济利益冲突的管理措施：

1. 关键的组织领导应当签署 AF/ZZ-02/04.0 遵循研究利益冲突政策的承诺(法人代表、研究管理部门的领导)。

2. 法人代表与其所签署的研究项目合同方之间存在任何数额的个人经济利益冲突应当主动声明并向监察室报告，同时应当授权其他人签署研究项目合同。

3. 研究管理部门领导与其管理的研究项目申办者之间存在任何数额的个人经济利益冲突应当主动声明并向监察室报告，同时应当不参与该项目的立项审批程序。

4. 法人代表与研究管理部门领导承担的研究项目，在可能的情况下，安排由外单位委员占比超过二分之一的研究伦理委员会分会审查。

第三章　研究者和研究人员的经济利益冲突

第十条　研究者和研究人员的经济利益冲突是指个人及其直系亲属或商业合伙人的经济利益与保护受试者、维护研究的完整性和维护伦理审查体系公信力之间的利益竞争。

第十一条　研究者和研究人员应当公开和规范管理的个人经济利益的种类：与其所承担的研究项目或该项目的申办者之间存在授予任何专利许可或研究成果转让的关系；存在投资关系；存在购买、出售、租借任何财产或不动产的关系；拥有与研究产品有竞争关系的类似产品的经济利益；与申办者之间存在雇佣与服务关系；接受申办者支付的顾问/咨询费等。

第十二条　研究者和研究人员个人经济利益冲突的管理措施：

1. 研究者和研究人员在提交伦理初始审查时，应当签署 AF/ZZ-03/04.0 研究经济利益冲突声明，向伦理委员会报告任何数额的个人经济利益。

2. 组织机构委托伦理委员会审查研究者和研究人员与研究项目之间的经济利益冲突。如果个人经济利益冲突的数额较大，伦理委员会可以要求向其他研究人员公开个人的经济利益冲突。如果个人经济利益冲突的数额超过医生的年平均收入，伦理委员会可以考虑采取其他相应的管理措施：向受试者公开研究者个人的经济利益冲突；任命独立的第三方监督研究；必要时采取限制性措施，例如不允许在申办者处拥有净资产的人员担任研究者；不允许有重大经济利益冲突的研究者和研究人员招募受试者和获取知情同意；更换研究人员或研究角色。

第四章　伦理委员会委员与独立顾问的利益冲突

第十三条　委员和独立顾问的利益冲突是指个人及其直系亲属或商业合伙人的经济和非经济利益与保护受试者、维护研究的完整性和维护伦理审查体系的公信力之间的利益竞争。

第十四条　委员和独立顾问应当公开和规范管理的个人经济利益的种类：与其所审查/咨询的研究项目或该项目的申办者之间存在授予任何专利许可或研究成果转让的关系；存在投资关系；存在购买、出售、租借任何财产或不动产的关系；拥有与研究产品有竞争关系的类似产品的经济利益；与该项目申办者之间存在雇佣与服务关系；接受申办者支付的顾问/咨询费等。

委员和独立顾问应当公开和报告的个人非经济利益是指其参与所审查/咨询的研究项目的设计、实施和报告工作。

如果委员与其所审查项目的研究人员具有非常良好的个人关系，该关系足以影响其审查的公正判断，应当主动声明并回避。

第十五条　委员和独立顾问个人利益冲突的管理措施：

1. 伦理委员会委员在接受聘任时应当签署 AF/ZZ-01/04.0 委员履职承诺书。

2. 委员在审查每项研究时均应当主动声明是否存在经济利益或非经济利益冲突，应当向伦理委员会公开任何数额的个人经济利益。委员的利益冲突声明应当有相应文字记录，例如：伦理审查会议记录，伦理审查工作表，独立顾问咨询工作表。

3. 委员与所审查的项目存在利益冲突，他/她可以在该项目的审查会议上回答提问或提供信息，但应当退出审查会议的讨论和表决。有利益冲突的委员不担任该项目的主审委员。

4. 伦理委员会办公室邀请独立顾问时，应当要求他/她签署 AF/SC-13/04.0 独立顾问咨询工作表附录的经济利益冲突声明和保密承诺。

5. 一般不邀请有利益冲突的人员担任独立顾问，除非无法找到其他能够回答所咨询问题的合适人员担任独立顾问。如果邀请有利益冲突的独立顾问提供咨询意见，应当在伦理审查会议时披露该利益冲突。

第五章　责任

第十六条　如果个人存在利益冲突而不主动声明，则违反了本政策，有悖于科研诚信的原则。对于违反研究利益冲突政策者，监察室负责调查核实并提出处理意见，包括诫勉谈话，公开批评，建议免除伦理委员会委员职务，建议不再邀请担任独立顾问，建议取消研究者资格。

附件表格

- AF/ZZ-01/04.0 委员履职承诺书
- AF/ZZ-02/04.0 遵循研究利益冲突政策的承诺（法人代表、研究管理部门的领导）
- AF/ZZ-03/04.0 研究经济利益冲突声明（研究者，研究人员）
- AF/SC-13/04.0 独立顾问咨询工作表

第二类 伦理委员会的管理

研究伦理委员会 管理制度		文件编号	IRB ZD/02.01/04.0
编写者		版本号	4.0
审核者		批准日期	
批准者		生效日期	

岗位职责

一、伦理委员会

委员

- 对送审项目进行伦理审查。
- 担任送审项目的主审委员。
- 参加会议审查，每年审查会议的出席率不低于 75%。

主任委员

- 承担委员的伦理审查职责。
- 主持审查会议。
- 审签会议记录。
- 审签审查决定文件。

副主任委员

- 承担委员的伦理审查职责。
- 当主任委员因利益冲突退出研究项目的审查，或其他原因缺席审查会议时，履行主持审查会议，审签会议记录，审签审查决定文件的职责。

二、伦理委员会办公室

办公室主任

- 负责伦理委员会办公室的管理工作。
- 负责组织制订/修订伦理委员会的管理制度、指南与 SOP。
- 负责组织培训。
- 负责确定审查方式，选择主审委员，邀请独立顾问。
- 负责协调相关部门处理受试者的诉求和意见。
- 负责接受组织机构的内部审核和管理评审，接受政府主管部门的监督检查，接受第三方的研究伦理审查体系质量认证。根据质量检查或审核的意见，采取相应的纠正和纠正措施。
- 负责制订年度工作计划，年度培训计划。
- 负责编制年度伦理审查经费和培训经费预算，报主管部门。

- 负责撰写年度工作总结。

秘书

- 在伦理委员会办公室主任的领导下工作。
- 负责受理伦理审查的送审材料。
- 有职业经验的秘书，可以负责确定审查方式，选择主审委员，邀请独立顾问。
- 负责审查会议的事务，快速审查的事务。
- 负责传达审查决定。
- 负责组织安排现场访查。
- 负责受理受试者的诉求和意见。
- 负责文件档案与信息管理。
- 负责伦理审查的宣传活动，在组织机构官网公开伦理委员会的组织信息，伦理审查的职能，伦理审查体系的监管要求。
- 帮助委员获取伦理审查相关的法律法规、管理制度、指南和操作程序。
- 帮助委员获取培训信息。
- 承办办公室主任安排的其他工作。

研究伦理委员会 管理制度		文件编号	IRB ZD/02.02/04.0
编写者		版本号	4.0
审核者		批准日期	
批准者		生效日期	

审查会议规则

第一条　本规则适用于伦理委员会的审查会议，旨在保证会议审查工作的平等、有序与高效，在充分讨论的基础上，获得最佳的审查结果。

第二条　会议议题

1. 会议报告项目：上次审查会议的会议记录，上次审查会议以来的快速审查项目，现场访查，受试者抱怨。

2. 会议审查项目：初始审查，修正案审查，年度/定期审查，安全性审查，偏离方案审查，终止/暂停研究审查，复审等审查类别安排会议审查的项目。

第三条　会议准备

1. 安排会议日程：受理送审材料至审查会议的最长时限一般不超过 1 个月。例行审查会议一般每月安排 2 次，需要时可以临时增加审查会议的次数。如果发生危及受试者生命安全的重大非预期问题，应当及时安排紧急会议审查。

2. 会前的主审/咨询：为每一审查项目选择主审委员，需要时邀请独立顾问提供审查咨询意见。秘书送达主审/咨询文件，要求会前完成审查/咨询工作表的记录。

3. 预审：会议审查材料提前送达参会委员预审。

4. 发布会议通知，准备会场。确保参会委员符合法定人数。

第四条　参会人员

1. 参会委员：参会委员应当超过伦理委员会全体委员的半数，并不少于 7 人；应当包括医药专业、非医药专业的委员，独立于组织机构的委员，以及不同性别的委员。

2. 受邀参会人员：可以邀请研究者到会报告研究项目概况，回答委员的提问。可以应研究者的要求邀请申办者到会，协助其回答委员有关研究背景的问题。在必要的情况下，可以邀请独立顾问到会陈述咨询意见。

3. 列席会议人员：因质量检查评估、学术交流等活动要求观摩审查会议的人员，经领导同意，允许列席会议。除了政府监督管理部门的检查人员、以及伦理认证协议约定承担保密责任的审核员以外，秘书应当要求其他列席者签署 AF/LL-04/04.0 保密承诺。

第五条　会议主持人

1. 伦理委员会主任委员担任会议主持人。当主任委员因利益冲突退出研究项目的审查，或者因其他原因缺席审查会议时，副主任委员履行主持审查会议的职责。如果主任委员和副主任委员都因故退出或者缺席审查会议，主任委员授权一名委员主持审查会议。

2. 主持人按照会议日程主持会议。主持人分配提问权和发言权，提请表决，维持秩序并执行会议规则。

第六条　会议开始程序

1. 参会委员签到，秘书向主持人报告委员到会情况。

2. 主持人宣布到会委员是否符合法定人数。

3. 主持人提醒到会委员，如果与审查项目存在利益冲突，请主动声明。

第七条　会议报告项目

1. 会议记录：委员审阅上次审查会议的记录，指出记录与自己发言不符合处。如果委员没有发表异议，则默认同意会议记录。

2. 委员听取上次审查会议以来的快速审查项目的概况和审查意见，现场访查的发现和访查意见，受试者抱怨中的对受试者安全或临床试验实施产生不利影响的非预期问题的处理意见。

第八条　会议审查项目

1. 报告：听取研究者或主审委员报告研究项目的概况。

2. 提问

主持人有序安排委员提问。主持人最后提问。

委员应当围绕当前的审查项目，对所关注的问题进行提问。委员不宜在提问过程中给出个人评论性意见或建议。委员的提问不要打断其他人的发言。

研究者应当对提问做出回应；委员可以追问。

独立顾问就审查项目的咨询问题陈述意见，并回答委员的问题。

与审查项目存在利益冲突的委员可以发表意见并回答其他委员的提问。

3. 讨论

进入审查会议的讨论环节，研究者/申办者、独立顾问、与审查项目存在利益冲突的委员应当离场。

主持人首先安排主审委员概述其审查意见，有序安排其他委员讨论发言。主持人最后发表自己的意见。

委员讨论发言应当明确阐述自己的审查意见并说明理由。委员每次发言一般不要超过主持人限定的时间（例如不超过 5 分钟），就同一问题发表意见的次数不超过 2 次。在讨论过程中，委员应当充分尊重不同的意见，不能打断其他人的发言，不能质疑动机。

主持人在每位委员讨论发言后，应当征求其他委员的不同意见。委员的不同意见都应当在会议上发表。主持人应当尊重所有委员的意见，鼓励各种不同意见充分发表，平衡安排持不同意见委员的发言机会，安排足够的时间进行讨论。

经过讨论，尽可能达成委员都可以接受的意见。所谓“都可以接受的意见”是指有同意、修改后同意的审查意见，但没有不同意、终止或者暂停已同意的研究的审查意见。

如果有多个事项的意见不能达成一致，委员无法用一次表决完整表达自己的选项，应当先逐项表决，按多数意见形成明确的修改意见，然后提交审查决定的表决。

最后，主持人应当概括审查讨论所形成的明确意见，提请审查决定的表决。

第九条　审查决定

1. 表决的委员：参加表决的委员应当符合法定人数。只有全程参加研究项目审查会议讨论的委员才能对该项目表决。有利益冲突退出审查会议表决的委员，不计入法定人数。如果在会议期间委员人数不再符合法定人数，则在恢复法定人数之前不能表决。

2. 表决的方式：有举手表决、口头表决、电子投票、或者书面投票。委员不能投弃权票，不能委托表决。

3. 表决的选项：同意，必要的修改后同意，不同意，终止或者暂停已同意的研究。

4. 决定的票数：审查决定的票数应当超过伦理委员会全体委员的半数。如果各种审查意见都不足半数，应当考虑补充材料或信息后，重新审查讨论。

5. 秘书报告表决的结果。

6. 会后及时传达伦理审查的决定。

附件表格

- AF/LL-04/04.0 保密承诺

第二部分　指南

第一类 送审指南

研究伦理委员会 **伦理审查送审指南**		文件编号	IRB ZN/01.01/04.0
编写者		版本号	4.0
审核者		批准日期	
批准者		生效日期	

伦理审查送审指南

为帮助研究者/申办者提交伦理审查的送审材料，根据国家药品监督管理局和国家卫生健康委员会《药物临床试验质量管理规范》(2020 年)，国家认证认可监督管理委员会《涉及人的生物医学研究伦理审查体系要求》(2020 年)，制定本指南。

一、应当提交伦理审查的研究项目

所有本机构承担的、以及在本机构内实施的涉及人的生物医学研究项目，包括利用可识别身份的人体材料和数据的研究项目，应当依据本指南向伦理委员会提交伦理审查的送审材料。

涉及人的生物医学研究是指以人为受试者，或者使用可识别身份的人体材料和数据，为了解疾病的原因、发展和结果，改进预防、诊断和治疗而进行的研究活动。例如：临床试验，流行病学研究，利用医学记录或人的其他信息的研究，利用保存的人的生物标本的研究等。

以下活动不属于涉及人的生物医学研究，例如：常规医疗质量或疾病发病率的监测与评估，医疗病例的个案报告，履行法定职责的疾病监控等。

二、伦理审查的送审类别

1. 初始审查

1.1 初始审查申请

- 涉及人的生物医学研究项目，研究者应当在研究开始前提交伦理审查，经审查同意后方可实施。

2. 跟踪审查

2.1 修正案审查申请

- 为避免研究对受试者的紧急危害，研究者可在伦理委员会同意前修改研究方案，事后应当及时将修改研究方案的情况及原因报告伦理委员会。
- 研究过程中若变更研究者，或对研究方案、知情同意书、招募材料、以及提供给受试者的其他书面资料的修改，研究者应当获得伦理委员会同意后执行，除非研究方案的修改仅涉及研究管理或后勤方面，例如更换监查员、变更电话号码、变更药品批号。

2.2 年度报告/研究进展报告

- 研究者应当向伦理委员会提交临床研究的年度报告，或者按照伦理审查意见所要求的年度/定期审查频率提交研究进展报告。如果伦理审查同意研究的有效期到期，可以通过年度报告或研究进展报告申请延长有效期。

2.3 安全性报告

- 除研究方案或者其他文件（如研究者手册）规定的不需要立即报告的严重不良事件外，研究者应当立即向申办者报告所有的严重不良事件（AF/SS-05/04.0 严重不良事件报告表），随后应当及时提供详尽、书面的随访报告。研究者应当按研究方案的要求和时限向申办者报告方案中规定的、对安全性评价重要的不良事件和实验室异常值。
- 研究者应当向伦理委员会提交申办者提供的安全性报告，包括可疑且非预期严重不良反应（Suspected Unexpected Serious Adverse Reaction，SUSAR）报告，其他潜在的严重安全性风险信息的报告，年度安全性报告。
- 可疑且非预期严重不良反应报告：研究者应当向伦理委员会快速报告由申办方提供的可疑且非预期严重不良反应。快速报告的时限要求：致死或危及生命的应在首次获知后 7 天内报告。非致死或危及生命的应在首次获知后 15 天内报告。随访报告应在获得新信息起 15 天内。
- 其他潜在的严重安全性风险信息的报告：申办者分析评估任何来源的安全性信息时发现：①明显影响药品风险获益评估的信息或可能考虑药品用法改变，或影响总体药品研发进程的信息，应当尽快报告。例如，预期的严重不良反应的发生率增加，判断具有临床重要性；对暴露人群有明显的危害，如在治疗危及生命疾病时药品无效；在新近完成的动物实验中的重大安全性发现（如致癌性）。②从其他来源获得的与试验药物相关的非预期严重不良反应及其他潜在严重安全性风险的信息，应当快速报告。
- 年度安全性报告：这是申办者的研发期间安全性更新报告中的执行概要，并附严重不良反应累计汇总表，以及最新修订版的研究者手册副本。

2.4 偏离方案报告

- 为避免研究对受试者的紧急危害，研究者可在伦理委员会同意前偏离研究方案，事后应当及时向伦理委员会报告任何偏离已同意方案之处并作解释。
- 增加受试者风险或者显著影响临床研究实施的偏离方案，研究者/申办者应当及时向伦理委员会报告，包括：①严重偏离方案：研究纳入了不符合纳入标准或符合排除标准的受试者，符合终止试验规定而未让受试者退出研究，给予错误的治疗或剂量，给予方案禁止的合并用药等情况；或者可能对受试者的权益和安全、以及研究的科学性造成显著影响的情况。②持续偏离方案（指同一研究人员的同一违规行为在被要求纠正后，再次发生），或者研究者不配合监查/稽查，或者对违规事件不予以纠正。
- 其他的偏离方案，可以定期汇总向伦理委员会报告。

2.5 终止或者暂停研究报告

- 研究者/申办者提前终止或者暂停临床试验，应当及时向伦理委员会报告。

2.6 研究完成报告

- （本中心）研究完成后，研究者应当向研究机构报告；向伦理委员会提交研究完成报告，以证明研究的完成。

3. 复审

3.1 复审申请

- 按伦理审查意见“必要的修改后同意”，对方案进行修改后，应当提交复审，经伦理委员会审查同意后方可实施。
- 如果对伦理审查意见有不同的看法，可以通过复审申请的方式提出不同意见，请伦理委员会重新考虑决定。

三、变更或豁免知情同意

变更知情同意是指仍然会获得知情同意，但披露的要素或知情同意的文件证明与法规要求有所不同，包括：①变更提供给受试者的信息，例如隐瞒信息。②变更知情同意的文件证明，例如免除知情同意的签字。

豁免知情同意是指豁免同意的整个要求，包括同意过程的属性和披露要素，这意味着允许研究人员在没有获得完全知情同意的情况下进行研究。

变更或豁免知情同意应当同时满足以下三个前提条件：

- 如果没有变更或豁免，研究将不可行或无法实施。
- 研究具有重要的社会价值。
- 研究对受试者造成的风险不超过最低风险。

所有涉及人的生物医学研究必须得到个人或其监护人的知情同意。变更或豁免知情同意需要正当的理由并得到伦理委员会的审查同意。

四、临床研究过程中应当及时向伦理委员会报告的非预期问题

临床研究过程中发生增加受试者风险或者显著影响临床研究实施的非预期问题，应当及时向伦理委员会报告：

- 为消除对受试者紧急危害的研究方案的偏离或者修改。
- 增加受试者风险和/或显著影响研究实施的改变。
- 所有可疑且非预期严重不良反应。
- 可能对受试者安全或临床研究实施产生不利影响的新信息。例如：
  - ✧ 研究中心条件变化，对研究实施产生重大影响，或者减少受试者的保护措施或获益，增加受试者风险的情况。
  - ✧ 来源于最新的文献，数据监查委员会，期中分析，其他相关临床试验的报告，受试者的抱怨等的非预期问题。
  - ✧ 研究项目被监管部门终止或者暂停。

五、提交伦理审查的流程

1. 送审

- 准备送审材料：根据送审类别和 AF/SS-01/04.0 送审材料清单，准备送审材料。药物/医疗器械临床试验的申办者负责准备送审材料。送审材料应当同时提交书面和 PDF 格式的电子文件。研究方案、知情同意书、招募广告、提供给受试者的其他书面资料、病例报告表、研究者手册等送审材料应当注明版本号和版本日期。送审的电子文件应当上传网络伦理审查管理系统。送审材料的语言是中文。如果

没有送审的电子文件，书面送审材料的份数应当与伦理委员会委员组成人数相同。

- 送审责任者：研究项目的送审责任者为研究者。研究者应当在送审材料上签字并注明日期。研究生的课题应当与其导师或指导老师共同签字送审。组织机构批准研究项目立项后，该项目的研究者具有在网络伦理审查管理系统提交送审项目的权限，以及查阅审查决定文件的权限。研究完成或者终止研究，系统关闭该项目的研究者网络送审权限。
- 送审的表格或报告：登录网络伦理审查管理系统，根据送审类别，填写相应的申请表/报告，或者提交书面的申请表/报告。
    - ✧ AF/SS-02/04.0 初始审查申请表。
    - ✧ AF/ZZ-03/04.0 研究经济利益冲突声明（研究者，研究人员）。
    - ✧ AF/SS-03/04.0 修正案审查申请表。
    - ✧ AF/SS-04/04.0 年度报告/研究进展报告。
    - ✧ 申办者提供的安全性报告。
    - ✧ AF/SS-06/04.0 偏离方案报告。
    - ✧ AF/SS-07/04.0 终止/暂停研究报告。
    - ✧ AF/SS-08/04.0 研究完成报告。
    - ✧ AF/SS-09/04.0 复审申请表。

2. 领取通知

- 补充送审材料通知：伦理委员会办公室形式审查后，如果认为送审材料有缺陷，发送 AF/SL-01/04.0 补充送审材料通知，并告知最近审查会议前的送审截止日期。
- 受理通知：通过伦理委员会办公室的形式审查，秘书发送 AF/SL-02/04.0 受理通知，并告知预计的审查日期。

3. 接受审查的准备

- 会议时间/地点：伦理委员会秘书电话或短信通知。
- 准备向会议的报告和答疑：研究者准备报告的 PPT，应要求到会报告和答疑。研究者因故不能到会，应当事先向伦理委员会办公室请假，并授权研究人员到会报告和答疑。

六、伦理审查的时间安排

研究伦理委员会每月召开 2 次例行审查会议，安排在每月的第 1 周的周__下午和第 3 周的周__下午。需要时可以增加临时的审查会议。伦理委员会办公室受理送审材料后，一般需要 1 周的时间进行处理，请在例行审查会议前 1 周提交送审材料。

研究过程中出现危及受试者生命安全的重大非预期问题，伦理委员会将召开紧急会议进行审查。

七、审查决定的传达

伦理委员会在做出审查决定后 5 个工作日内，以“伦理审查意见”的书面方式传达审查决定。

研究者可以登录网络伦理审查管理系统查阅其送审项目历次审查的伦理审查意见。

如果审查意见为肯定性决定（同意继续研究，或者同意研究完成），并且审查类别属于安全性审查及其复审，偏离方案审查及其复审，研究完成审查，或者伦理委员会同意研究者/申办者提出的终止或者暂停已同意的研究，可以不传达伦理审查意见的书面文件。

研究者如果需要可以不传达的伦理审查意见的书面文件，可以要求伦理委员会办公室提供，或者从网络伦理审查管理系统下载。

如果对伦理审查决定有不同意见，可以向伦理委员会提交复审，还可以要求与伦理委员会委员进行直接的沟通交流。

八、伦理审查的费用

药物/医疗器械临床试验项目的合同，以及科研课题的经费预算应当包括伦理审查的费用。

每个研究项目的伦理审查费用________元人民币（包括初始审查、跟踪审查、复审）。不大于最低风险、初始审查采用快审的研究项目，伦理审查费减半。

伦理审查费归组织机构计财处统一管理。

小额研究经费的科研课题，组织机构有伦理审查费的专项资助。请研究者事先与科研管理部门和伦理委员会办公室沟通。

九、联系方式

伦理委员会办公室电话：________________。

十、附件表格

- AF/SS-01/04.0 送审材料清单
- AF/SS-02/04.0 初始审查申请表
- AF/ZZ-03/04.0 研究经济利益冲突声明（研究者，研究人员）
- AF/SS-03/04.0 修正案审查申请表
- AF/SS-04/04.0 年度报告/研究进展报告
- AF/SS-05/04.0 严重不良事件报告表
- AF/SS-06/04.0 偏离方案报告
- AF/SS-07/04.0 终止/暂停研究报告
- AF/SS-08/04.0 研究完成报告
- AF/SS-09/04.0 复审申请表
- AF/SL-01/04.0 补充送审材料通知
- AF/SL-02/04.0 受理通知

第二类 审查指南

研究伦理委员会 **伦理审查指南**		文件编号	IRB ZN/02.01/04.0
编写者		版本号	4.0
审核者		批准日期	
批准者		生效日期	

涉及人的生物医学研究伦理审查指南

伦理委员会通过伦理审查履行受试者保护的职责。伦理委员会依据研究和伦理相关的法律、法规、政策和指南，依据同意研究的标准，审查和同意一项研究。伦理委员会以跟踪审查的方式对其同意的研究进行监督。伦理委员会委员利用审查工作表，以保证在审查中考量了所有相关的伦理准则和要点。

伦理审查同意一项研究的标准：

- 研究具有科学价值和社会价值。
- 受试者的风险最小化。
  - ✧ 通过采用与合理的研究设计相一致，且避免受试者暴露于不必要风险的研究程序，使受试者的风险减少到最低限度。
  - ✧ 在任何适当的情况下，通过采用受试者诊断或治疗需要执行的程序，使受试者的风险减少到最低限度。
- 受试者的风险与其参加研究的预期获益（如有）以及可以合理预期产生的知识的重要性相比是合理的。
- 在适当的情况下，研究有合适的数据安全监查计划。
- 基于对研究目的，进行研究的环境，涉及弱势人群研究的特殊问题，选择标准和招募程序的考虑，确认受试者的选择是公平的。
- 将征求每位潜在受试者或其监护人的知情同意，确认获取知情同意过程的计划安排和知情同意文件提供的信息符合规范要求，并有适当的文件证明知情同意。
- 在适当的情况下，研究有合适的规定以保护受试者的隐私。
- 在适当的情况下，研究有合适的规定以维护数据的机密性。
- 当部分或所有受试者可能容易受到胁迫或不当影响时，研究包括附加的保护措施，以保护这些受试者的权益和安全。

一、研究的价值

标准：伦理委员会应当审查并确认研究具有科学价值和社会价值。

这是伦理审查同意研究的标准之一。伦理委员会应当审查每一项研究是否满足该标准。伦理委员会医药专业背景的委员应当知晓如何应用该标准。

1. 研究的社会价值

社会价值是指研究可能产生的信息对一个有意义的健康问题的理解或干预直接相关，或者它对促进个人或公共卫生有预期的贡献。这些信息重要性的程度取决于健康需求问题的重要性，方法的新颖性和预期的优点，解决问题的替代方法的优点等。

伦理委员会应当确认一项研究有足够的社会价值，以证明其相关的风险，成本和负担的合理性。

举例说明：

播种试验：该试验被设计成似乎是为了回答一个科学问题，但它的目的是影响参加研究的临床医生处方一种新的药物，而不是产生关于这些干预措施优点的知识。播种试验是为了看起来像临床试验而设计的市场试验，它们的目标是在推销产品时给人一种做研究的感觉。该研究违背了研究应当具有社会价值这一要求。

后期的临床研究：一个设计良好的后期临床试验，如果其终点指标与临床决策无关，医生基于研究发现不可能影响其临床决策，则该研究是缺乏社会价值的。

重复性研究：尽管重复性研究在科学研究中具有重要作用，但缺乏足够新颖性设计的重复性研究，也是缺乏社会价值的。

研究问题已经解决：一项研究设计严谨，但其研究的问题已被先前的研究成功解决，该研究也是缺乏社会价值的。

研究设计不恰当：如果一项研究没有恰当而严谨的科学设计来解决当前的研究问题，该研究是不会具有社会价值的。

受试者没有获益的研究：对受试者没有预期的诊断、治疗或预防的获益的研究，必须确保其具有充分的社会价值，以证明受试者所承担风险的合理性。

2. 研究的科学价值

科学价值是指一项研究能够获得可靠、有效的信息，实现研究目的。确保研究的科学高标准是至关重要的，这将保证实现研究的社会价值。

伦理委员会的科学审查应当确认：

- 研究有充分的科学依据，临床前和临床的信息足以支持所提议的研究。
- 研究设计科学合理，临床研究方案清晰、详细、可操作。

审查考量：

充分的科学依据：涉及人的医学研究必须符合公认的科学原理，必须建立在对科学文献和其他相关信息的全面了解的基础上，必须以充分的实验室研究和恰当的动物实验为基础。

研究设计科学合理：所用研究方法应当合乎研究目的，并适用于研究的阶段与类型，能够获得可靠、有效的信息，回答研究问题。研究设计通常包括：①明确临床研究的主要终点和次要终点。②对照组选择的理由和研究设计的描述（如双盲、安慰剂对照、平行组设计），并对研究设计、流程和不同阶段以流程图形式表示。③减少或者控制偏倚所采取的措施，包括随机化和盲法的方法和过程。采用单盲或者开放性研究需要说明理由和控制偏倚的措施。④治疗方法、试验用药品的剂量、给药方案；试验用药品的剂型、包装、标签。⑤受试者参与临床研究的预期时长和具体安排，包括随访等。⑥受试者、部分临床研究及全部临床研究的"暂停研究标准"、"终止研究标准"。⑦试验用药品管理流程。⑧盲底保存和揭盲的程序。⑨明确何种研究数据可作为源数据直接记录在病例报告表中。

临床研究方案清晰、详细、可操作：研究方案通常包括基本信息、研究背景资料、研究目的、研究设计、实施方式（例如：临床和实验室检查的项目，受试者的选择和退出，受试者的治疗，访视和随访计划，有效性和安全性评价，统计，质量控制与质量保证，伦理学问题的考虑，研究数据的采集与管理，源文件的直接查阅，数据处理和记录的保存，财务和保险）等内容。详见《药物临床试验质量管理规范》（2020 年）第六章，试验方案。

科学审查的方法：伦理委员会应当进行适当的科学审查，确认一个称职的专家团队已经确定该研究是科学合理的；或者与有能力的专家商议，以确保研究设计和方法是适当的。伦理委员会委员应当知晓，如果他们不具备审查研究的科学性或可行性的专业知识，他们必须征询相关专家意见。

举例说明：

基于中医临床个案经验的研究：研究所依据的临床个案信息不足以支持确证性研究设计，例如多中心大样本的随机盲法对照的研究设计，应当首先考虑采用探索性研究设计的方法。

不科学的研究：不科学的涉及人的研究是不道德的，因为它可能会使受试者面临无意义的风险或不便。即使没有受损害的风险，但在无价值的活动中浪费了受试者和研究人员的时间，耗费了宝贵的资源。

课题标书：申请研究课题的标书描述了研究设计的大纲，但没有清晰、详细的描述研究的设计及其实施的要求，不能代替临床研究方案作为伦理审查的送审文件。

二、受试者的风险

标准：伦理委员会应当审查并确认受试者的风险最小化，确认受试者的风险与其参加研究的预期获益（如有）以及可以合理预期产生的知识的重要性相比是合理的。

这是伦理审查同意研究的标准之一。伦理委员会应当审查每一项研究是否满足该标准。伦理委员会医药专业背景的委员应当知晓如何应用该标准。

伦理审查应当识别和分析受试者的风险，应当确认受试者的风险最小化，确认受试者的风险与其参加研究的预期获益（如有）以及可以合理预期产生的知识的重要性相比是合理的。

1. 识别和分析受试者的风险

在本指南中，术语“研究干预”是指研究对象，例如新的或已确立的疗法，诊断测试，预防措施，以及其他用于改进健康相关行为的各种技术。

术语“研究程序”是指提供有关研究对象信息的研究活动，例如新疗法的安全性和有效性。程序包括调查和访谈，临床检查，监测（如心电图），抽血、活检，影像，以及研究实施的方法，如随机化。

受试者的风险是指接受方案规定的研究干预和程序所可能面临的身体、心理、社会、经济或法律的风险。

受试者的获益是指接受方案规定的研究干预和程序可以合理预期获得的诊断、治疗或预防的益处。

最低风险是指研究干预和程序预期伤害的可能性（概率）和程度不大于健康正常个人的日常生活、常规体格检查或心理测试通常遇到的伤害的可能性和程度。

受试者不参加研究也会面临的医疗风险和获益不在受试者的风险和获益的评估范围内。

审查考量：

风险的评估通常包括两个方面：第一，受试者可能经历的身体、心理、社会或其他伤害的可能性（风险的概率）；第二，伤害的程度或严重性（风险的程度）。

研究中潜在的个人获益和风险应当通过两个步骤进行评估：第一步，评估研究中每一项干预措施或程序的潜在个人获益和风险。第二步，评估整个研究的总体风险和潜在的个人获益，并且确认是合理的。

评估研究潜在的个人获益和风险应当基于已获得的有效证据。研究方案或其他送审文件应当提供一份与评估潜在的研究风险和个人获益相关的、基于现有证据的全面、均衡的概述，包括：临床前的研究结果，涉及人的干预措施的早期或探索性研究的结果，说明现有数据的局限性和不同意见。研究者应当对现有证据的可信度提供解释，以支持他们对合理的风险与获益比的判断。

伦理委员会应当评估研究对未来患者和研究受试者的潜在个人获益最大化。

举例说明：

第一步，评估研究中每一项干预措施或程序的潜在个人获益和风险：例如，某项研究程序不构成重大风险，然而，该程序并不能产生重要的信息。仅仅对总体风险与获益进行评估可能会错过这个问题。相比之下，详细审查研究中的每一项研究干预和程序，可以发现不必要的程序，从而减少受试者的风险。因此，按两个步骤依次评估研究的个人获益和风险非常重要。

第二步，评估整个研究的总体风险和潜在的个人获益，并且确认是合理的：例如，一项研究可能涉及许多的干预措施或操作程序，单个研究活动产生的风险有限，但所有研究活动的风险累积起来，总体风险可能达到一个显著的水平，相对于研究的社会和科学价值而言是不可接受的。

日常生活风险的参照：可能造成自身不可接受的风险的活动不能作为日常生活风险的参照。例如，一些涉及较高伤害风险的体育活动。

社会获益的最大化：例如，通过为未来的研究提供数据或标本，可以使研究的社会和科学价值最大化。研究获益的最大化需要仔细权衡利弊。例如，共享数据或用于未来研究的标本可能对受试者构成风险，特别是在没有足够的隐私保护措施的情况下。

受试者个人获益的最大化：例如，目标人群选择最有可能从研究干预中获益的人群，可以使受试者潜在的临床获益最大化。

2. 受试者的风险最小化

受试者的风险最小化是指使受试者的风险减少到最低限度，而不是指使受试者的风险不大于最低风险。

如果受试者的风险不大于最低风险，那么已经满足了风险最小化的要求，伦理审查可以不需要考虑风险最小化的问题。

伦理委员会在确认各项干预措施和操作程序的风险最小化的同时，其对于受试者个人的潜在获益，以及研究的社会价值和科学价值也应当得到相应的保证。

2.1 风险最小化的标准之一：研究程序

> 标准：通过采用与合理的研究设计相一致，且避免受试者暴露于不必要风险的研究程序，使受试者的风险减少到最低限度。

审查考量：研究程序

伦理委员会应当知晓，采用与合理的研究设计相一致，且避免受试者暴露于不必要风险的研究程序，可以降低风险发生的概率和程度。伦理审查应当考虑研究程序的合理性，例如，纳入排除标准，样本量等，避免受试者暴露于不必要风险，考虑是否可以采用其他风险较小的研究程序。

举例说明：

纳入排除标准：例如，排除对试验干预风险的易感人群。某试验药物从肝脏代谢，肝功能损害的患者可能影响药物的半衰期和血药浓度，早期的研究排除此类人群可以降低药物副作用发生的概率和程度。同时，为保证研究的社会价值和科学价值，应当考虑在研究的某个阶段对肝功能损害患者的试验药物代谢和用药方案进行研究。

样本量：除了从科学角度确认样本量能确保有足够的把握度回答研究问题以外，还要从伦理的角度考虑用最少的受试者人数获得可靠结论的可能性。

侵入性检查：例如，脂肪肝临床干预性研究，在合适的情况下，疗效指标选择风险较小的肝脾 CT 比值，代替肝脏活检。

与研究目的无关的程序：例如，某量表问卷的调查程序不大于最低风险，然而，该程序与研究目的无关。修改这一不合理的研究设计，可以减少受试者不必要的负担。

2.2 风险最小化的标准之一：适用的诊断和治疗程序

标准：在任何适当的情况下，通过采用受试者诊断或治疗需要执行的程序，使受试者的风险减少到最低限度。

审查考量：适用的诊断和治疗程序

如果研究背景涉及出于诊断和治疗目的需要执行的程序，伦理委员会应当识别出哪些风险的概率或程度可以通过采用这些程序而得以减少。伦理审查应当考虑在任何适当的情况下，采用受试者诊断或治疗需要执行的程序。

如果研究背景不涉及此类程序，风险最小化的这一策略将不适用。

举例说明：

手术医疗器械的临床试验：测试手术中使用的器械，选择出于医疗目的需要接受手术的患者作为受试者。

疼痛的研究：受试者选择临床伴有疼痛疾病的患者。

侵入性活检：在临床活检中稍微多采集一点标本，而不是仅仅为了研究目的进行第二次活检。

安慰剂对照的叠加设计：例如，痛风急性发作期的止痛药物的安慰剂对照试验，试验组和对照组都采用休息，多饮水，低嘌呤饮食等基础治疗。叠加设计中的基础治疗的作用机制应当不同于试验药物。

3. 受试者的风险与获益相权衡是合理的

风险与获益比是否合理无法以数学公式或算法来表示，确切的说，它是基于谨慎的分析评估，合理权衡研究风险和潜在获益之后，做出的一种判断。研究的风险是否可以接受，是风险相对于获益进行权衡的结果，而不是以某一个固定程度的风险作为参照。

3.1 对受试者没有潜在个人获益的研究，风险可以接受的条件：

- 风险必须最小化；
- 风险与研究所获知识的社会价值和科学价值相比是适当的。

举例说明：

Ⅰ期临床试验，早期的Ⅱ期临床试验：一般认为没有潜在的个人获益。

炭疽或埃博拉病毒的疫苗临床试验：例如，一项研究涉及故意使健康人感染炭疽或埃博拉病毒，由于这两种疾病缺乏有效的治疗手段且具有高死亡率的风险，即使该研究可能研发出针对这两种疾病的有效疫苗也是不可接受的。受试者的风险与研究的社会价值和科学价值相权衡应当是合理的，研究对受试者的风险不能突破上限。

3.2 对受试者具有潜在个人获益的研究，风险可以接受的条件：

- 风险已被最小化，并且潜在的个人获益超过风险；
- 根据预期风险和获益，已获得的证据提示研究干预至少与任何有效的替代方法同样有利。

作为一般规则，研究对照组的受试者应当接受一个已被证明有效的干预；除非不存在已被证明有效的干预措施，或者，出于令人信服的以及科学合理的方法学的理由，使用任何弱于已被证明的最佳有效的干预措施、安慰剂或是不予干预，是确定一种干预措施的有效性或安全性所必须的，而且使用弱于已被证明的最佳有效的干预措施、安慰剂或不予干预不会使患者由于未接受已被证明的最佳干预措施而遭受任何严重的或不可逆伤害的额外风险。

举例说明：

Ⅲ期临床试验：许多Ⅲ期临床试验的药物提供了潜在的个人获益的前景。

令人信服的科学理由：例如，对已证明有效干预的临床反应有高度差异；症状多变，自发缓解率高；研究的病症有很高的安慰剂效应；在这些情况下，如果没有安慰剂对照，试验就无法区分有效干预还是无效干预（试验检测的灵敏度），这就存在令人信服的科学理由。同时，应当确保受试者不会遭受任何严重的或不可逆伤害的额外风险。

4. 资源

伦理委员会应当审查研究项目具备保护受试者所需的资源，包括：

- 研究者在临床研究约定的期限内有足够的时间实施和完成临床研究。
- 具有足够数量的合格研究人员。
- 有程序确保所有研究人员熟悉研究方案，以及研究相关的工作和责任。
- 能够接触到招募足够数量受试者所需的目标人群。
- 能够为受试者提供研究所需的、可使用或利用的医疗设备和设施，以及社会心理支持。如果研究现场不能提供所有所需的此类资源，伦理委员会应当审查研究能否从所在地区获得足够的此类资源以满足受试者保护的需要。

审查考量：

伦理委员会根据研究方案对所需资源的描述，基于研究者所能获得的设施和人员配置，来评估研究是否具备保护受试者所需的资源。

举例说明：

疫苗临床试验：例如，疾控中心疫苗临床试验的试验现场，选定至少一所医疗水平较好、距离受试者入组现场最近、交通畅通的综合医院作为应对疫苗接种突发事件的依托机构。

三、安全监查

标准：伦理委员会应当审查并确认在适当的情况下，研究有合适的数据安全监查计划。

这是伦理审查同意研究的标准之一。伦理委员会应当审查研究是否满足该标准。伦理委员会医药专业背景的委员应当知晓如何应用该标准。

1. 适当的情况

凡是大于最低风险的研究项目，研究应当有合适的数据安全监查计划。

对于旨在挽救生命、预防严重疾病进展或降低重大不良健康结果风险的研究，以及需要期中分析以确保受试者安全的研究，可能需要设立独立的数据监查委员会，例如：

- 确证性临床试验，特别是大样本、安全性风险高、包含适应性特征的复杂设计，或者观察周期较长的临床试验。
- 有必要在试验过程中评估汇总数据的临床试验。

2. 合适的数据安全监查规定

伦理委员会应当根据研究的具体情况，判断研究方案中数据安全监查的条款是否合适。数据安全监查计划的条款可能分散在临床研究方案的不同章节中，这些条款包括：

- 收集哪些安全信息，如何收集，收集的频率。例如：
  - ✧ 研究方案规定的对安全性评价有重要意义的不良事件和实验室异常值。
  - ✧ 严重不良事件。
- 评估累计安全性数据的频率或周期，以及分析和解释的程序。例如，申办者对任何来源的安全性相关信息的分析评估。
- 数据安全监查结果报告的程序。例如，应当向伦理委员会报告：可疑且非预期严重不良反应报告，其他潜在的严重安全性风险信息的报告，年度安全性报告，以及数据监查委员会（如有）或者期中分析（如有）发现的增加受试者风险或者显著影响临床试验实施的信息。
- 对特定的事件或终点所计划采取的措施。例如，对症用药的规定，受试者提前退出研究的标准和程序。
- 监测者。例如，医疗监测，研究人员，数据监查委员会。

审查考量：

伦理委员会应当基于研究干预和程序的特定风险，评估方案规定收集的安全性信息、以及收集的频率是否合适。例如，对安全性评价有重要意义的不良事件和实验室异常值，清洗期（终止现有治疗）对受试者的监护。

伦理委员会应当基于受试者的风险程度，审查申办者评估累计安全性数据的频率或周期，以及分析和解释的程序是否合适。

伦理委员会应当根据GCP的规定，审查数据安全监查结果报告的程序是否合适。例如，SUSAR报告，其他潜在的严重安全性风险信息的报告，年度安全性报告，数据监查委员会报告（如有），期中分析报告（如有）。

伦理委员会应当基于研究预期的风险，审查对特定的事件或终点所计划采取的措施是否合适。例如，预期不良反应的处理规定，对症用药的规定，受试者提前退出研究的规定，终止或者暂停研究的规定。

3. 跟踪审查

研究的风险与获益比会随着研究进程而变化，因此，伦理委员会应当对所同意的研究进行跟踪审查，定期重新评估研究的风险和潜在的个人获益。

3.1 年度/定期审查的频率

伦理委员会根据受试者的风险程度，确定年度/定期审查的频率，至少每年 1 次。伦理委员会确定年度/定期审查频率的要点包括：

- 受试者的风险及其性质。
- 受试者风险的不确定性程度。
- 受试者的弱势程度。
- 研究者进行临床研究的经验。
- 伦理委员会对研究者或申办者的以往经验，例如，遵循方案研究的既往表现，研究者以往获取知情同意的问题，受试者以往对研究者的抱怨。
- 研究是否涉及新疗法。

3.2 非预期问题

伦理委员会的跟踪审查应当关注增加受试者风险或者显著影响临床研究实施的非预期问题：

- 为消除对受试者紧急危害的研究方案的偏离或者修改。
- 增加受试者风险和/或显著影响研究实施的改变。
- 所有可疑且非预期严重不良反应。
- 可能对受试者安全或临床研究实施产生不利影响的新信息。例如：
    - ✧ 研究中心条件变化，对研究实施产生重大影响，或者减少受试者的保护措施或获益，增加受试者风险的情况。
    - ✧ 来源于最新的文献，数据监查委员会，期中分析，其他相关临床试验的报告，受试者的抱怨等的非预期问题。
    - ✧ 研究项目被监管部门终止或者暂停。

3.3 非预期问题的处理

如果所报告的信息不属于增加受试者风险或者显著影响临床研究实施的非预期问题，除不依从问题外，一般不必采取处理措施。如果是，伦理审查应当考虑采取相应的处理措施，例如：

- 修改方案。
- 当此类信息可能与受试者继续参加研究的意愿有关时，修改知情同意书；要求在研受试者重新同意参加研究。
- 修改年度/定期审查的频率。
- 观察知情同意的过程。
- 终止或者暂停已批准的研究。
- 审查意见通知组织机构的研究管理部门。

四、受试者的选择

标准：伦理委员会应当基于对研究目的，进行研究的环境，涉及弱势人群研究的特殊问题，选择标准和招募程序的考虑，审查并确认受试者的选择是公平的。

这是伦理审查同意研究的标准之一。伦理委员会应当审查每一项研究是否满足该标准。伦理委员会的委员应当知晓如何应用该标准。

1. 公平的选择受试人群

公平是指研究的获益与负担的公平分配。

- 选择受试人群必须基于科学的理由，而不是他们易于妥协的社会或经济地位。
- 无条件的排除某些类别的人群参加研究可能导致或加剧医疗的不平等，因此，排除需要特殊保护的人群必须有合理的科学理由和依据。

研究获益的公平分配：研究不应偏向特定人群的健康需求，而应旨在解决不同阶层或群体的多种的健康需求。例如，将弱势群体（如儿童，育龄期妇女，孕妇）排除在研究之外，其结果是该类人群的疾病诊断、预防和治疗的信息非常有限，这就导致了严重的不公平。

研究负担的公平分配：涉及人的研究通常需要一些人或群体承担风险和负担，以产生保护和促进人类健康所需的知识。研究负担的公平分配需要特别注意，确保已经处于弱势或边缘地位的个人、社区或人群没有被过度（不成比例的）纳入研究。

审查考量：

伦理委员会应当基于对研究目的，进行研究的环境，涉及弱势人群研究的特殊问题，选择标准和招募程序的考虑，审查并确认受试者的选择是公平的。

研究目的：选择受试人群必须基于科学的理由，这是公平原则的基本要求。研究目的是判断受试人群的选择是否科学合理的重要依据。

进行研究的环境：一般而言，公平分配原则要求从研究结果应用的地理区域的合格人群中选择受试者。研究实施所在地区能否应用研究的结果，是考量公平选择受试人群的一个要点。此外，还要考量进行研究的环境是否处于贫困或边缘化的状况，是否可能被过度利用。

涉及弱势人群研究的特殊问题：弱势人群容易受到胁迫或不正当影响。涉及弱势人群的研究应当特别注意研究负担的公平分配，确保处于弱势或边缘地位的个人、社区或人群没有被过度纳入研究。

选择标准：纳入和排除标准不应基于潜在的歧视性考量，如种族、民族、经济地位、年龄或性别，除非存在一个合理的伦理或科学的理由。例如，如果研究缺乏特定群体的代表（如儿童，哺乳妇女等），将导致或延续健康差异的情况下，公平原则要求尽量在研究中纳入此类人群。

招募程序：伦理委员会对招募程序的公平性审查，需要重点关注是否存在胁迫或不当影响。

2. 招募程序：避免胁迫或不正当影响

2.1 招募者的身份

招募者的身份不应对受试者造成不正当的影响。

举例说明：

患者与临床医生之间的依赖关系：潜在受试者作为患者依赖于临床医生的医疗护理，当其主治医生参与研究时，患者可能不愿拒绝其主治医生发出的参加该研究的邀请。因此，在有依赖关系的情况下，原则上应由一个中立的第三方（如研究护士）获得知情同意。然而，在某些有依赖关系的情况下，最好由医生为病人提供信息，因为他或她最了解病人的状况。但是，为了尽量减少依赖关系的影响，必须采取一些保护措施。从事研究的临床医生必须坦诚告知患者他们有一个双重角色，即作为治疗的临床医生，又作为研究人员。他们必须强调参加研究的自愿性质，以及拒绝或退出研究的权利。他们还必须向病人保证，无论他们做出参加或拒绝的决定，都不会影响他们应享有的治疗或其他权益。

教授与学生：教授邀请自己的学生作为受试者参加自己的研究项目，可能存在胁迫或不正当的影响。

2.2 招募材料不应当含有以下信息：

- 宣称或者暗示超出知情同意文件和方案描述之外的有利的结果或者其他的获益。
- 使用“新治疗”、“新药物”或“新药”术语，而没有解释测试物是试验性的。
- 要求受试者放弃其合法权益。
- 豁免研究者、申办者或研究机构的过失责任。
- 以醒目字体方式强调补偿金额。
- 将受试者参与研究不需要花费金钱的情况表述为“免费治疗”。

2.3 如果存在旨在加快招募速度的招募费用，伦理审查应当确认：

- 给受试者提供了充分的时间和机会以考虑是否参加研究。
- 没有增加对研究者或受试者施加胁迫或不正当影响的可能性。

3. 补偿与费用

3.1 合理的补偿，避免过度劝诱

补偿是对受试者参与研究所造成的不便和花费的时间的补偿。补偿可以是货币或非货币。后者可以是与研究无关的免费医疗护理，医疗保险，教育材料或其他福利。

补偿金额应与受试者为实现研究目的而参与的活动所花费的时间、以及往返研究现场所花费的时间成正比，具体数额的计算应以该地区或国家的最低小时工资为基准。补偿还应考虑受试者参与研究所造成的不便，例如，按研究程序规定收集标本，入住研究病房，强制饮食控制等。

知情同意文件应列出补偿的所有信息，包括补偿金额和按比例支付的计划。

审查考量：

伦理委员会应当根据研究所在地区特定文化与人群传统，以及社会经济背景来评估补偿的数额是否适当，确认普通受试者同意参与研究不是基于所给予的补偿，而是他们自己更好的判断；特别是对于受试者没有潜在个人获益的研究，应当谨慎地避免因为过高的补偿数额使受试者忽略了参与研究的风险。

补偿的水平不应与受试者风险程度相关联。

补偿应当按照受试者实际完成研究的比例支付，而不是以完成全部研究为条件。

完成研究的奖金数额应当在合理范围，不宜过高，以免导致受试者原本打算退出研究而继续留在研究中。

举例说明：

对无知情同意能力的受试者的补偿：无知情同意能力的人可能容易被监护人利用以获得经济利益。监护人被要求代表无知情同意能力者做出是否同意参加研究，除了给监护人报销交通费和其他直接或间接开支外，不得给予任何其他补偿。若向受试者本人提供补偿是合理的，研究人员不能因为他们缺乏决策能力而拒绝予以补偿。当受试者不能给予知情同意时，必须以受试者可以从中获益的方式提供补偿。

提前退出研究的补偿：研究人员因健康相关理由让受试者从研究中退出，该受试者应得到参加研究直至退出时的补偿。当受试者因与研究相关的损害而退出研究时，必须对这种损害进行治疗，并且受试者有权得到额外的补偿。因受试者故意不依从而被要求必须从研究中退出，研究人员有权扣留部分或全部补偿。受试者由于其他原因不能继续参加研究，研究人员应按照他们完成研究工作量的比例进行补偿。在有一次以上随访或干预的研究中，研究人员不得扣留全部或大部分补偿金直到研究结束，以诱使不愿继续参加研究的受试者留在研究中。

3.2 研究费用的合规支付

受试者参加临床研究的费用包括：①受试者参加研究的直接费用，例如交通费。②临床试验方案规定受试者需要执行的研究干预和研究程序的费用，例如试验药物、检验检查的费用。

审查考量：

直接费用：在观察性研究和干预性研究中，受试者为研究的社会利益做出贡献，不应自己支付或承担参加研究的直接费用（例如交通费用），因此必须合理偿还此类费用。偿还的方式可以是报销，或者是津贴。

研究费用：Ⅰ~Ⅲ期临床试验，申办者应当免费向受试者提供试验用药品，支付与临床试验相关的医学检测费用。如果属于上市后药物安全性评价的观察性研究，申办者可以不承担研究观察的药品费用。

五、知情同意

标准：伦理委员会应当审查并确认将征求每位潜在受试者或其监护人的知情同意，确认获取知情同意过程的计划安排和知情同意文件提供的信息符合规范要求，并有适当的文件证明知情同意。

这是伦理审查同意研究的标准之一。伦理委员会应当审查研究是否满足该标准。伦理委员会的委员应当知晓如何应用该标准。

对于研究者和研究人员将征求每位潜在受试者或其监护人的知情同意，伦理委员会主要从三个方面进行审查：获取知情同意过程的计划安排，知情同意文件提供的信息，有适当的文件证明知情同意。

1. 获取知情同意过程的计划安排

获取知情同意过程的计划安排应当符合以下所有伦理准则：

- 研究者将获得受试者或其监护人的具有法律效力的知情同意。
- 只有向潜在受试者或其监护人提供了充分的机会考虑是否参与的情况下，才征求其同意。
- 只有在将胁迫或不当影响的可能性减少到最低的情况下，才征求其同意。
- 提供给受试者或其监护人的信息应当使用其能够理解的语言。
- 知情同意过程不包含任何使受试者或其监护人放弃或似乎放弃其合法权利的语言。
- 知情同意过程没有豁免或似乎豁免研究者/机构、申办者或其代理人的过失责任。

审查考量：

研究者应当在初始审查申请表中，向伦理委员会提供知情同意过程的计划安排的信息：

- 谁以及在什么场所实施知情同意。
- 提供同意或许可的人（受试者，或监护人）。
- 获取知情同意的时间安排。
- 为减少胁迫或不当影响的可能性所采取的措施。
- 获取知情同意者所使用的语言。
- 潜在受试者或其监护人所能理解的语言。

根据研究者提供的这些信息，伦理委员会审查获取知情同意过程的计划安排是否符合伦理准则。

举例说明：

谁获取知情同意：知情同意必须由研究团队的成员获得。在患者与临床医生之间存在依赖关系的情况下，研究者应当授权具备适当的资质，且有先前获取知情同意经验的、中立的第三方（例如研究护士）获取知情同意。获取知情同意的人员应当对研究有充分的了解，以潜在受试者可以理解的简明语言提供信息，并能回答潜在受试者的任何问题。

理解：受试者理解信息的能力取决个人的成熟度，受教育水平和价值观。受试者的理解还取决于研究人员耐心细致的沟通能力和意愿，以及知情同意过程的气氛、场所和地点。

获取知情同意的时间安排：①受试者了解研究的详细情况，包括阅读知情同意书，提问，答疑的时间安排。②做出是否参加研究的决定，包括与家人朋友商量，考虑的时间安排。

2. 知情同意文件提供的信息：

2.1 涉及人的生物医学研究：知情同意文件提供的信息包括基本信息和适当的附加信息。

基本信息：知情同意文件应当提供的基本信息

- 说明试验的研究性质。
- 解释研究目的。
- 受试者参与研究的预期持续时间。
- 说明受试者需要遵循的程序。
- 说明其中所涉及的任何试验性程序。
- 说明对受试者任何合理可预期的风险或不适。
- 说明从研究中可以合理预期的对受试者或他人的任何获益，以及不能获益的可能性。
- 说明对受试者有益的、可选择的替代程序或治疗方法（如有），及其重要的潜在获益和风险。
- 说明维护可识别受试者身份记录的机密性的程度（如有）。
- 说明受试者需要获得研究相关问题的解答时，可以联系谁。
- 说明受试者需要获得受试者权益相关问题的解答时，可以联系谁。
- 说明受试者发生研究相关损害时，可以联系谁。
- 研究小组的联系方式，以讨论他们所关注的问题，获取信息，提出诉求。
- 独立于研究小组之外的伦理委员会联系方式，以处理诉求和意见。
- 说明受试者参与研究是自愿的。
- 声明如果潜在受试者拒绝参与研究，将不会受到处罚，不会损失其有权享有的利益。
- 声明受试者在任何时候退出试验，不会受到处罚或损失其有权享有的利益。

附加信息：政府监督管理部门监管的研究，知情同意文件应当提供的附加信息：

- 说明政府监督管理部门可能对受试者的原始医学记录进行检查。

附加信息：大于最低风险的研究，知情同意文件应当提供的附加信息：

- 说明如果发生损害，是否可以获得补偿。如果可以获得补偿，补偿将包括什么内容，或者可以从哪里获得进一步的信息。
- 说明如果发生损害，是否可以获得医药治疗。说明如果发生损害时可以获得医药治疗，它将包括哪些内容，或者可以从哪里获得进一步的信息。

附加信息：适当时，知情同意文件提供给每位受试者的附加信息：

- 说明特定的治疗或程序可能对受试者存在目前无法预见的风险。
- 说明受试者怀孕或可能怀孕，特定的治疗或程序可能对胚胎或胎儿存在目前无法预见的风险。
- 预期在什么情况下，研究者可以不经受试者同意，提前终止受试者参与研究。
- 受试者参加研究可能产生的任何额外费用。
- 受试者决定退出研究的后果。
- 有序终止受试者参与研究的程序。
- 说明研究期间发现可能与受试者继续参与研究意愿有关的重要新发现，将提供给受试者。
- 参与研究的受试者的大概人数。
- 支付给受试者所有补偿的数额和按比例支付的计划。

举例说明：

信息手册：应当向每位潜在受试者提供一份可随身携带的书面信息手册。手册的措辞应当简洁明了，受试者易于理解，内容不超过两个或三个页面。手册的信息包括（但不限于）：研究目的，方法，资金来源，可能的利益冲突，研究人员的机构隶属关系，研究的预期获益和潜在风险，以及可能产生的不适，研究后的医疗安排的可及性，以及研究的其他相关方面（参见知情同意文件提供的信息）。信息手册应当获得伦理委员会审查同意，但不需要受试者或其监护人签署。

2.2 药物临床试验：知情同意文件也可以按照 GCP 的规定，提供以下信息：

- 临床试验的研究性质。
- 试验目的。
- 试验治疗和随机分配至各组的可能性。
- 受试者需要遵守的试验步骤，包括创伤性医疗操作。
- 受试者的义务。
- 临床试验所涉及试验性的内容。
- 试验可能致受试者的风险或者不便，影响胚胎、胎儿或者哺乳婴儿的风险。
- 试验预期的获益，以及不能获益的可能性。
- 其他可选的药物和治疗方法，及其重要的潜在获益和风险。
- 受试者发生与试验相关的损害时，可获得补偿以及治疗。
- 受试者参加临床试验可能获得的补偿，按比例支付的计划。
- 受试者参加临床试验预期的费用。
- 受试者参加试验是自愿的，可以拒绝参加或者有权在试验任何阶段随时退出试验而不会遭到歧视或者报复，其医疗待遇与权益不会受到影响。
- 在不违反保密原则和相关法规的情况下，监查员、稽查员、伦理委员会和药品监督管理部门检查人员可以查阅受试者的原始医学记录，以核实临床试验的过程和数据。受试者签署知情同意书即授权此类直接查阅。
- 受试者相关身份鉴别记录的保密事宜，不公开使用。如果发布临床试验结果，受试者的身份信息仍保密。
- 有新的可能影响受试者继续参加试验的信息时，将及时告知受试者或者其监护人。
- 当存在有关试验信息和受试者权益的问题，以及发生试验相关损害时，受试者可联系的研究者和伦理委员会及其联系方式。
- 受试者可能被终止试验的情况以及理由。
- 受试者参加试验的预期持续时间。
- 参加该试验的预计受试者人数。

药物临床试验知情同意文件提供的信息，还应当符合 GCP 的以下要求：

- 伦理委员会同意研究的意见。
- 不包含任何使受试者或其监护人放弃或似乎放弃其合法权利的语言。
- 没有豁免或似乎豁免研究者/机构、申办者或其代理人的过失责任的语言。

2.3 可识别的数据和生物标本的存储、维护和二次研究使用的泛知情同意

2.3.1 泛知情同意的适用范围

泛知情同意适用于以下使用可识别身份的生物材料或医疗数据的研究：

- 为未来的研究采集和储存人体的生物材料及相关数据，但特定用途尚不明确。
- 为未来的研究采集和储存可识别身份的医疗数据，但特定用途尚不明确。
- 收集、储存研究剩余的人体生物材料，用于特定用途尚不明确的未来研究。
- 收集、储存临床诊疗过程中剩余的人体生物材料及相关数据，用于特定用途尚不明确的未来研究。
- 收集、储存临床诊疗过程中产生的医疗数据，包括电子病历、影像学资料和临床各类检验检查数据，用于特定用途尚不明确的未来研究。

采集或收集、储存可识别身份的生物材料或医疗数据时，已经明确材料和数据的特定用途的研究项目，应采用特定的知情同意，不适用泛知情同意。

2.3.2 组织机构的治理体系

收集和储存生物材料或研究数据，组织机构应当建立一套适当的治理体系，以便为未来的研究使用这些材料或数据获得授权。泛知情同意的伦理可接受性，依赖于组织机构适当的治理体系。组织机构的治理体系应当至少对以下事项进行监管：

- 生物标本/数据委托给哪个法人实体。
- 如何获得捐赠者的授权。
- 捐赠者如何能够撤回授权。
- 在哪些情况下需要重新联系捐赠者。
- 要有程序来确定，是否应披露（捐赠者）未要求反馈的研究发现，如果应该披露，如何实施。
- 如何控制生物标本/数据的质量。
- 对生物标本/数据与捐赠者个人身份识别信息之间的联系，如何保密。
- 谁、以及在什么情况下可以获取生物标本/数据用于未来的研究。
- 哪个团体对未来使用生物标本/数据的研究方案进行审查。
- 向捐赠者告知研究结果的适当机制。
- 如何组织患者群体或范围更广的社区参与其中。
- 生物材料/数据分析的结果可能与个人信息的哪些来源相联系。
- 从广义上讲，将进行哪些类型的研究。
- 哪些类型的研究，只有在重新联系捐赠者征得同意后，才能排除在外或包括在内。
- 谁将从研究中获益。
- 向受试者告知研究结果的适当机制。
- 如何确保生物标本/数据捐赠者的权利和福利不受损害。

举例说明：

生物标本/数据委托给哪个法人实体：例如，多中心的药物临床试验，由各研究中心采集的生物样本，储存在申办者指定的生物样本库，材料转移应符合我国人类遗传资源管理条例，并且研究中心应当与申办者签订人体生物材料转移协议。人体生物材料转移协议的要素包括：生物材料应该具有原始采集处的标记，能够以被检索的方式登记在案；规定使用期限

和范围；在使用期限结束时生物材料状况和去向。材料转移协议中所涉内容的所有相关责任方都需要在协议中明确说明。

2.3.3 泛知情同意文件提供的信息

- 项目的研究性质。
- 对捐献者任何合理预期的风险或不适（如果没有可省略）。
- 研究对捐献者的或其他人的合理预期的获益（如果没有可省略）。
- 生物样本库/数据库的目的。
- 储存条件和期限（该期限可能不确定）。
- 可能使用可识别的生物样本或数据开展研究的组织机构或研究者的类型。
- 采取哪些保护机密的措施以及这些措施的局限性。
- 捐献者参与试验是自愿的。
- 捐献者拒绝参加研究不会因此受到歧视或报复、不会损失其应得利益。
- 捐献者可以随时退出研究或撤回捐献而不会受到歧视或报复、不会损失其应得的利益。
- 捐献者的生物样本（即使标识符已被移除）是否可能被用于商业利益，以及捐献者是否可以分享该商业利益。
- 捐献者联系生物样本库/数据库管理员的方式，以及了解生物样本/数据未来使用情况的途径。
- 可能使用可识别的生物样本或数据进行的研究类型的一般性说明，使得理性的捐献者知晓泛知情同意书所许可的研究类型。
- 可识别的生物样本或数据中移除标识符后，可以用于哪些无需捐献者或其监护人额外知情同意的未来研究。
- 除非向捐献者或其监护人提供特定的研究详细信息，否则应说明不会告知他们任何可能使用捐献者的可识别的生物样本或数据进行的特定研究的详情（如研究目的），包括他们有可能不会选择同意的某些特定的研究。
- 可能用于研究的可识别的生物样本或数据的描述。
- 是否可能共享可识别的生物样本或数据。
- 除非知道在任何情况下临床相关的研究结果（包括个人研究结果）都将向捐献者披露，否则应说明此类结果可能不会向捐献者披露。
- 向捐献者提供是否希望获得研究结果中对其健康有益信息的选择，同时清楚地说明，提供个体诊断不是未来研究项目的目的。
- 如果出现捐献者未要求反馈的研究结果，它们将如何处理。
- 对于涉及生物样本的研究，说明该研究是否将包含或可能包含全基因组测序（如已知）。
- 研究结束时是否有销毁生物样本计划，如果不销毁，是否有储存的详细安排（在何处，如何，多长时间和最终处置）以及可能的未来用途。
- 捐献者咨询权利相关的问题可以联系谁。
- 捐献者咨询可识别的信息或生物样本储存和使用的相关问题可以联系谁。
- 捐献者发生研究相关的损害可以联系谁（不能仅仅因为研究只涉及不大于最低风险

而被忽略）。

- 有疑问，疑虑或投诉时，与研究团队的联系信息。
- 有问题、疑虑、疑问、意见或建议时，与某个独立于研究团队的人员的联系信息。

举例说明：

未来研究的使用范围：泛知情同意应当告知可识别的生物材料和数据的在未来研究中的使用范围。泛知情同意不是一揽子的同意，不是允许将来不受任何限制的使用人体材料和数据；相反，泛知情同意对未来使用人体材料设置了某些限制。泛知情同意应当具体说明：生物样本库的目的；储存条件和持续时间；访问生物样本库的规则；捐赠者与生物样本库管理员的联系方式，以保持对未来使用情况的了解；材料的可预见用途，包括已经完全界定的研究，以及扩展用于一些完全或部分未界定的研究；该种用途的预期目标，是用于基础研究，应用研究，还是用于商业目的；出现未经同意的研究发现的可能性，以及如何处理这些发现。伦理委员会必须确认所计划的收集、储存生物材料的方案，以及知情同意的程序符合这些规范。

研究结果的反馈：不是所有的研究结果都有必要反馈给捐献者。只有具备有效性分析、临床重要意义和可应用性的研究结果，才是合适的有必要反馈的结果。告知捐赠者的信息应清楚地说明，提供个体诊断不是生物样本库或未来研究项目的目的，以防止捐赠者因没有反馈研究计划外的发现而错误地放心。

研究涉及基因检测结果和家族遗传疾病信息：应当告知研究的规定，未经受试者同意，不会将其基因检测结果泄露给其直接亲属或其他人（如保险公司），以及落实该规定的防范措施。

3. 有适当的文件证明知情同意

- 知情同意通常以书面文件的方式，将所披露的基本信息和适当的附加信息记录在案。
- 受试者或其监护人将签署知情同意书并注明日期。
- 如果受试者或监护人没有阅读能力，获取其口头知情同意时需要有一名见证人。对于不会讲本地母语的受试者，见证人必须熟悉本地母语及受试者语言。见证人将在知情同意文件上签名并注明日期，以证明知情同意过程。
- 实际获取知情同意的人将签署知情同意书并注明日期。
- 将向受试者或其监护人提供一份已签署的知情同意书副本。
- 将在病史中记录知情同意的具体时间和人员。

举例说明：

同意文件：作为一般规则，受试者应当签署一份书面的知情同意文件。如果受试者没有知情同意的能力，其监护人应当签署知情同意书。变更或豁免知情同意，必须得到伦理委员会的审查同意。

口头同意：如果免除知情同意的签字（口头获得同意），研究人员应当向伦理委员会提交同意的书面文件，并获得伦理审查同意。这份知情同意文件可以由获取知情同意的人员证明，也可以由获取知情同意时在场的证人予以证明。

4. 受试者或其监护人无阅读能力

受试者或其监护人无阅读能力，则在知情同意讨论的全过程中应当有一名公正的见证人在场。

研究人员应当向受试者或其监护人诵读和解释书面知情同意书和提供给受试者的其他书面资料。如果受试者或其监护人口头同意参加试验，在有能力的情况下他们应当在知情同意书上签名并注明日期。见证人亦应当在知情同意书上签名并注明日期，以证明受试者或其监护人就知情同意书和其他书面资料得到了研究者准确地解释，并理解了相关内容，同意参加临床研究。

在参加研究之前，受试者或其监护人应当得到一份已签署姓名和日期的知情同意书副本，以及提供给受试者的其他书面资料。

举例说明：

知情同意过程需要有见证人在场的两种情况：①受试者有知情同意能力，但没有阅读能力。②受试者没有知情同意能力，此时需要有监护人代理决策，但监护人没有阅读能力。

见证人如何证明知情同意的过程：见证人除了应当在知情同意文件上签字以外，必须同时说明其见证的事项，即研究者已经向受试者或其监护人正确地诵读和准确地解释了知情同意书和其他书面资料，回答了相关问题，显然受试者或其监护人理解了相关内容，自愿做出参加临床研究的决定。

5. 可能影响受试者继续参与研究意愿的新信息

伦理委员会跟踪审查应当关注是否存在可能影响受试者继续参与研究意愿的新信息。如果存在此类新信息，可以采取的措施有：

- 要求修改知情同意书。
- 要求受试者重新签署知情同意书。
- 观察知情同意的过程。

6. 变更或豁免知情同意

变更知情同意是指仍然会获得知情同意，但披露的要素或知情同意的文件证明与法规要求有所不同：①变更提供给受试者的信息，例如隐瞒信息。②变更知情同意的文件证明，例如免除知情同意的签字（口头同意）。

豁免知情同意是指豁免同意的整个要求，包括同意过程的属性和披露要素，意味着允许研究人员在没有获得完全知情同意的情况下进行研究。

所有涉及人的生物医学研究必须得到个人或其监护人的知情同意。变更或豁免知情同意需要正当的理由并得到伦理委员会的审查同意。

6.1 变更或豁免知情同意的伦理审查应当确认同时满足了以下三个前提条件：

- 如果没有变更或豁免，研究将不可行或无法实施。
- 研究具有重要的社会价值。
- 研究对受试者造成的风险不超过最低风险。

举例说明：

研究将不可行或无法实施：生物医学研究是指无法找到受试者。社会行为学研究是指如果告知了研究的信息，受试者就有可能改变行为，研究将无法获得有效的数据。

利用储存在生物标本库的标本和相关信息的研究，是否可以豁免知情同意：如果生物标本在入库前，已经通过特定的知情同意或泛知情同意，获得了受试者同意用于将来研究的授权，就不需要再次获得同意。此类情况不属于豁免知情同意。

利用医疗诊断过程剩余的血液标本进行诊断试剂的临床试验，采用鉴认代码隐藏个人身份信息，是否可以豁免知情同意：利用剩余血液标本进行的诊断试剂临床试验属于前瞻性研究，不存在无法找到受试者；此外，通过鉴认代码表可以关联受试者。因此，此类研究应当获取知情同意。

利用不可识别身份数据的研究，是否可以豁免知情同意：例如，利用文献论文报告的结果数据进行荟萃分析，因为没有个人身份信息，所以研究人员无法联系受试者；由于数据不可识别身份，所以对个体风险不大于最低风险。如果研究具有重要的社会价值，那么就满足了上述豁免知情同意的三个条件。

6.2 变更知情同意的附加条件：隐瞒信息

对需要在知情同意过程中隐瞒信息，以确保研究的有效性，伦理审查应当确认符合以下要求：

- 事先征询潜在的受试者同意在研究完成前将不告知他们某些试验程序的目的，在研究完成后告知所隐瞒的信息。例如，监测受试者的依从性，有关试验分组的详细程序。
- 如果事先征询受试者同意隐瞒信息可能危及研究的有效性，在完成数据收集前都不能告知受试者某些信息已被隐瞒。此类事先未征询受试者同意的隐瞒信息，必须获得伦理委员会的明确同意，并要求在研究结果分析之前，必须向受试者披露被隐瞒的信息，并允许其考虑是否撤回在研究中所采集的他们的数据。研究开始前，必须考虑受试者撤回数据对研究有效性的潜在影响。

举例说明：

对照试验：知情同意文件应当说明研究设计的特点（例如随机化，双盲），在研究完成并在破盲之前，研究人员不会告知受试者所分配的治疗。

没有将所有重要信息都披露：应当询问潜在受试者是否同意被告知不完整的信息，并告知将在分析研究结果之前提供完整的信息，以及给予受试者撤回研究所收集的他们的数据的可能性。

6.3 变更知情同意的附加条件：主动欺骗

社会行为学研究的某些特定情况，只有通过主动欺骗才能获得研究的有效结果。伦理审查应当确认符合以下条件：

- 研究者应当向伦理委员会证明：①没有其他方法可以获得有效和可靠的数据。②研究具有重要的社会价值。③不隐瞒类似信息，会导致理性的人拒绝参与研究。
- 在知情同意过程中，应当询问潜在的受试者是否同意将被告知不完整的信息。
- 应当明确如何事后说明情况，解释欺骗的原因。
- 对于不赞成出于研究目的而被欺骗的受试者，必须为其提供拒绝让研究人员使用通过欺骗获得的他们的数据的机会。在特殊情况下，伦理委员会可以同意保留不可识别个人身份的信息。例如，如果研究是评估服务质量或服务能力的情况下，可能不会向受试者提供撤回数据的选项。

六、隐私的保护

标准：伦理委员会应当审查并确认在适当的情况下，研究有合适的规定以保护受试者的隐私。

这是伦理审查同意研究的标准之一。伦理委员会应当审查研究是否满足该标准。伦理委员会的委员应当知晓如何应用该标准。

隐私是指个人不愿他人知晓或干涉的私人信息，私人活动和私人空间。例如：与个人身份相关的信息，与个人健康相关的信息，个人的行为和观点等。

伦理委员会委员应当理解隐私的概念；知晓在与受试者接触和使用隐私数据时，相应的隐私保护的策略。

1. 适当的情况

凡是涉及受试者隐私的研究，应当采取合适的隐私保护措施。

2. 合适的隐私保护规定

伦理委员会应当根据研究的具体情况，判断研究方案中保护受试者隐私利益的措施是否合适。伦理委员会对隐私保护的审查需要考虑：

- 收集受试者的哪些个人身份、健康相关的信息，是否符合研究目的。
- 谁、在什么场所收集私人信息。
  - ✧ 研究者不是经治医师，无法从其工作渠道知晓潜在研究受试者情况下，如何联系受试者。
  - ✧ 部门的标牌是否可能暴露受试者不愿他人知晓的健康信息。
- 报告研究数据时，以受试者鉴认代码代替受试者姓名及其他身份信息。
- 发布临床研究结果时隐藏受试者身份信息。
- 告知受试者：保密程度受到法律和其他规定的限制，例如，申办者的监查稽查、伦理委员会和政府监管部门的检查具有研究信息的直接查阅权；法定传染病的依法报告。

举例说明：

敏感信息的收集：例如，与“性”相关的敏感问题，应当在相对私密的环境下，由临床主治医师或性别相同的研究者收集信息，如果有可能，采用书面的问卷方式获取信息，而不是人与人之间的直接问答方式。

七、可识别数据的保密

标准：伦理委员会应当审查并确认在适当的情况下，研究有合适的规定以维护数据的机密性。

这是伦理审查同意研究的标准之一。伦理委员会应当审查研究是否满足该标准。伦理委员会的委员应当知晓如何应用该标准。

保密是指维护研究者与受试者通过知情同意书，就如何使用、管理和传播可识别身份数据所达成的一致。

保密与隐私保护的区别：隐私保护与可识别数据的保密都涉及私人身份和健康相关信息，但前者侧重在保护个人不愿他人知晓或干涉的私人信息，后者侧重在维护与受试者就保护可识别数据的机密性所达成的一致。

伦理委员会委员应当知晓保护可识别身份数据、特别是敏感数据机密性的策略，包括对数据的存储、处理与分享的控制。

1. 适当的情况

凡是涉及可识别身份数据的研究，应当采取合适的保密措施。

2. 合适的维护数据机密性规定

伦理委员会应当根据研究的具体情况，判断研究方案中保护可识别身份数据机密性的措施是否合适。伦理委员会对保密的审查需要考虑：

数据库：

- 收集和存储受试者的数据仅仅是为了研究目的，而不是其他目的。
- 计算机化系统具有完善的权限管理，未经授权的人员不能访问。
- 存储在数据库中的数据必须匿名或编码。
- 仅以匿名或编码的方式向研究人员、申办者提供数据。

生物标本库：

- 存储在生物标本库的标本，采用安全编码隐藏受试者的个人身份信息。
- 仅以匿名或编码的方式向研究人员提供生物标本。
- 未经受试者同意，其个人的遗传疾病检验结果不会透露给其直系亲属。

发表研究结果：

- 如果发布临床研究结果，受试者的身份信息仍将保密。

举例说明：

HIV 疫苗临床试验：参加 HIV 疫苗临床试验可以使受试者血液艾滋病病毒抗体阳性，可能被认作艾滋病病毒感染者而受到社会歧视。一方面，研究应当维护可识别身份数据的机密性，另一方面，研究必须为疫苗临床试验的受试者提供证明，使他们在需要时能够表明，他们的艾滋病病毒血清阳性是由于接种疫苗而不是自然感染所致。

八、弱势人群的附加保护

标准：伦理委员会应当审查并确认当部分或所有受试者可能容易受到胁迫或不当影响时，研究包括附加的保护措施，以保护这些受试者的权益和安全。

这是伦理审查同意研究的标准之一。伦理委员会应当审查研究是否满足该标准。伦理委员会的委员应当知晓如何应用该标准。

弱势的个人或群体是指维护自身意愿和权利的能力不足或者丧失的受试者，其自愿参加临床研究的意愿，有可能被参与研究预期的利益或者拒绝参加可能被报复而受到不正当影响。

弱势人群包括：

- 没有能力给予知情同意的人。例如，没有知情同意能力的成人，未成年人。
- 容易受到胁迫或不正当影响的人。例如，等级群体中处于从属地位成员；接受社会福利或社会救济的人、穷人和失业者；将参与研究视为获得医疗服务唯一途径的人；患有不治之症或患有被污名化疾病的人；服刑人员，无政治权利的人；不熟悉现代医学理念的人。

1. 涉及弱势人群的研究

伦理委员会应当审查研究是否涉及弱势的个人或群体。如果受试人群中有部分或全部涉及此类受试者，应当分析使受试者“弱势”的具体因素（例如，同意的能力，经济地位低下，行为受到限制的人等），需要采取哪些针对性的附加保护措施，评估方案现有的保护措施是否充分。

举例说明：

弱势因素的分析与针对性的附加保护措施：例如，一个广泛接受的弱势标准是参与研究的同意或拒绝同意的能力有限。针对性的保护措施有：获取监护人的许可，作为受试者同意的补充；对受试者没有直接获益的研究，风险不得超过最低风险；研究目的是针对弱势人群的健康需求（参见下面：2. 涉及无知情同意能力成人研究的附加保护，3. 涉及儿童和青少年研究的附加保护）。再如，涉及亲密伴侣暴力和强奸的调查和访谈，有此类经历的妇女参加访谈可能引致精神痛苦，如果违反保密性可能会对她们造成严重危害（如报复，社会歧视）。可以考虑采取的针对性的保护措施有：选择家庭以外确保私密的场所进行访谈；研究团队中有可以随时提供心理咨询的人员。

2. 涉及无知情同意能力成人研究的附加保护

知情同意：

- 无能力给予知情同意的人的监护人已经给予许可，该许可考虑了受试者以前形成的偏好和价值观（如果有的话）；并且，针对受试者理解信息的能力，提供了充分的研究信息，获得了与受试者能力相符的同意（赞同）。
- 如果受试者在研究过程中具备了给予知情同意的能力，则必须获得其对继续参加研究的同意。
- 作为一般规则，潜在受试者拒绝参加研究必须得到尊重，除非在特殊情况下，参加研究被认为是无能力给予知情同意的个人可获得的最佳医疗选择。
- 如果受试者在完全有能力给予知情同意的情况下做出参加研究书面的预先指示，则应遵守该指示。

风险可以接受的条件:

- 对无知情同意能力的成人具有潜在获益的研究干预或程序:
  - ✧ 风险必须最小化。
  - ✧ 预期的潜在个人获益应当超过风险。
- 对无知情同意能力的成人没有潜在个人获益的研究干预或程序:
  - ✧ 如果研究干预和程序的目标疾病人群包括无知情同意能力的人和具有知情同意能力的人，应当首先在具有知情同意能力的人群中研究该干预和程序，除非如果没有无知情同意能力者参加就无法获得所需的数据；并且，
  - ✧ 风险必须最小化，且风险程度不得超过最低风险。当此类研究的干预和程序的社会价值是令人信服的，并且研究不能在具有知情同意能力者中进行，伦理委员会可以允许风险稍高于最低风险。

举例说明:

如何判断风险稍高于最低风险：稍高于最低风险没有准确的定义，应当确保风险的增量仅仅是在最低风险临界值上"稍有增加"，并经理性的判断是可以接受的。伦理委员会判断稍高于最低风险应当仔细关注研究的背景，根据他们所审查项目的具体情况，判断最低风险的稍有增加的意义。

3. 涉及儿童和青少年研究的附加保护

知情同意:

- 儿童或青少年的父母或监护人已给予许可；并且，提供足够的、根据儿童或青少年发育程度定制的研究信息之后，获得与儿童或青少年能力相符的同意（赞同）。
- 如果未成年人在研究期间达到法定成人年龄，应当获得他们对继续参加研究的同意。
- 作为一般规则，儿童或青少年拒绝参加或拒绝继续参加研究必须得到尊重，除非在特殊情况下，参加研究被认为是儿童或青少年的最佳医疗选择。

风险可以接受的条件:

- 对儿童或青少年具有潜在获益的研究干预或程序:
  - ✧ 风险必须最小化。
  - ✧ 预期的潜在个人获益应当超过风险。
- 对儿童或青少年没有潜在个人获益的研究干预或程序:
  - ✧ 如果研究干预和程序的目标疾病人群包括成人以及儿童和青少年，应当首先在成年人中研究该干预和程序，除非如果没有儿童或青少年参加就无法获得所需的数据；并且，
  - ✧ 风险必须最小化，且风险程度不得超过最低风险。当此类研究的干预和程序的社会价值是令人信服的，并且研究不能在成人中进行，伦理委员会可以允许风险稍高于最低风险。

4. 妇女作为研究受试者

知情同意:

- 在某些社会文化状态下，缺乏对妇女自主权的尊重，例如妇女参与研究需要得到配偶的授权。但是，在任何情况下都不能以他人的同意取代妇女个人的知情同意。妇

女必须有足够的时间和适当的环境来决定是否参与研究。

风险控制：

- 纳入育龄妇女的研究
  - ✧ 必须事先告知育龄妇女，如果她们在参加研究期间怀孕，对胎儿可能存在的风险。
  - ✧ 已知某种药物或生物制品具有致突变性或致畸性：应当确保育龄妇女接受干预之前经过妊娠试验，可以获得有效的避孕方法，以及安全合法的人工流产保障。
- 研究期间怀孕
  - ✧ 已知某种药物或生物制品具有致突变性或致畸性：知情同意应当告知，如果意外怀孕，必须退出研究，并对其在怀孕和分娩期间进行跟踪随访和提供护理。同时，必须为胎儿提供诊断性检查，如果发现胎儿异常，孕妇希望流产，则可为其安排流产。
  - ✧ 如果没有证据表明研究干预对胎儿有潜在风险，不应机械地将意外怀孕的妇女从研究中退出，而应向其提供继续参加研究还是退出参加研究的选择。如果女性选择继续参加研究，研究人员和申办者必须提供足够的监测和支持。在某些情况下，合适的做法是让妇女留在研究中进行安全性监测，但不再服用研究药物。

5. 孕妇和哺乳妇女作为研究受试者

知情同意：

- 告知研究给她们自身、妊娠、胎儿及其后代带来的风险。
- 告知所采取的潜在个人获益最大化和风险最小化的措施。
- 告知有关风险的证据可能是未知的或有争议的，而且通常很难对胎儿或婴儿的异常确定因果关系。
- 在任何情况下，不得以其他人的许可取代孕妇或哺乳妇女自己的知情同意决定。

风险可以接受的条件：

- 对孕妇、哺乳妇女、胎儿或婴儿具有潜在获益的研究干预或程序：
  - ✧ 风险必须最小化。
  - ✧ 预期的潜在个人获益应当超过风险。
- 对孕妇和哺乳妇女没有潜在个人获益的研究干预或程序：
  - ✧ 研究目的是获得孕妇、哺乳妇女、胎儿或婴儿特定健康需求的知识；并且，
  - ✧ 风险必须最小化，且风险程度不得超过最低风险。当涉及孕妇、哺乳妇女、胎儿或婴儿的研究的社会价值是令人信服的，并且研究不能在非妊娠或非母乳喂养的妇女中进行，伦理委员会可以允许风险稍高于最低风险。

举例说明：

风险的复杂性：孕妇和哺乳期妇女参与研究是一个复杂的问题，研究可能给胎儿和孕妇本身带来风险，或可能给哺乳期婴儿构成风险。因此，必须对临床前妊娠动物模型研究，非孕妇的研究，回顾性观察研究和妊娠登记中所获得的最佳数据仔细审查考量之后，才能启动涉及孕妇和哺乳期妇女的研究。

6. 紧急情况下，预计有许多患者将没有能力给予同意的研究

突然发生的疾病状况使得患者没有能力给予知情同意，但有必要在疾病发作后尽早进行研究干预，以评价研究干预的效果。此类研究应当获得患者的监护人的知情同意。如果监护人不在场，根据我国的执业医师法，不允许在未获得患者或其监护人知情同意的情况下将患者纳入研究。

举例说明：

预嘱（事先同意）：某些导致意识不清的病症是周期性的，例如癫痫发作和嗜酒，如有可能，识别这些人群，最好在他们具有完全知情同意能力时与潜在受试者联系，并获得其同意在其未来丧失能力时参与研究。

第三部分　标准操作规程

第一类 标准操作规程的制定

研究伦理委员会 标准操作规程		文件编号	IRB SOP/01.01/04.0
编写者		版本号	4.0
审核者		批准日期	
批准者		生效日期	

制定标准操作规程

1. 目的

为使伦理委员会起草、审核、批准、发布和修订标准操作规程（SOP）的工作有章可循，特制定本规程，以从程序上保证伦理委员会的操作程序符合国家药品监督管理局和国家卫生健康委员会《药物临床试验质量管理规范》(2020 年)，国家认证认可监督管理委员会《涉及人的生物医学研究伦理审查体系要求》(2020 年)。

2. 范围

本 SOP 适用于伦理委员会起草、审核、批准、发布和修订 SOP 的工作。

伦理委员会管理和指南类文件的制订和修订工作参照本程序执行。

3. 职责

3.1 伦理委员会办公室主任

- 组织伦理委员会 SOP 制订/修订工作组，指定工作组组长。
- 协调伦理委员会 SOP 的修订工作。
- 组织 SOP 培训。

3.2 SOP 制订/修订工作组

- 列出伦理委员会 SOP 清单，规定格式和编码。
- 分工起草 SOP，征求意见，讨论修改。

3.3 质量管理部门或者合规部门

- 审核伦理委员会 SOP 与相关法律、法规、政策和指南的一致性，与组织机构相关职能部门的管理和程序文件的一致性。

3.4 组织机构规定的部门规章批准者

- 批准伦理委员会 SOP。

3.5 伦理委员会秘书

- 发布现行版本 SOP，回收旧版 SOP。

- 负责 SOP 培训的事务工作。

4. 流程图

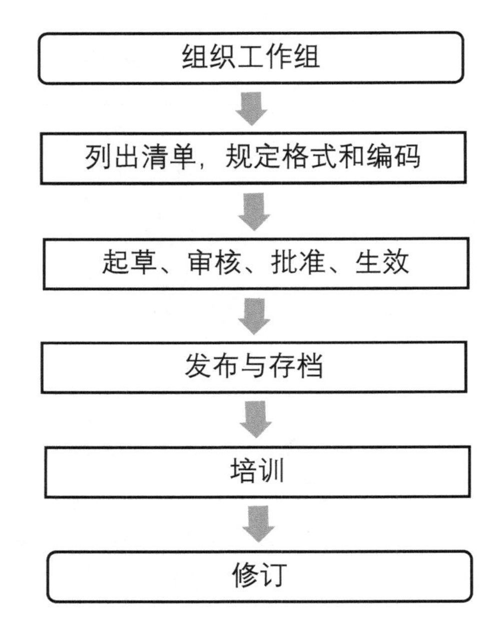

5. 流程的操作细则

5.1 组织工作组

- 办公室主任根据需要制订/修订文件的性质，组织合适的人员组成 SOP 制订/修订工作组，指定工作组组长。
- 工作组成员应当充分了解研究伦理相关法律、法规、政策与指南，组织机构和伦理委员会相关的管理和程序要求。

5.2 列出清单，规定格式和编码

5.2.1 列出 SOP 清单

- SOP 制订/修订工作组依据研究伦理相关法规与指南，以及伦理委员会章程，逐条写下伦理委员会运行过程的所有步骤。
- 组织、分解和命名每个步骤，形成 SOP 类别与目录。
- 制订 AF/LB-01/04.0 管理和程序文件列表，AF/LB-02/04.0 附件表格列表。

5.2.2 规定格式

- 版面：A4 页面，上下边距 2.54cm，左右边距 3.17cm，每行 39 字，每页 40 行；标题四号黑体，正文小标题五号黑体，内容五号宋体，数字与英文字母 Times New Roman。
- 信息表框：伦理委员会名称与文件类别，文件编号，编写者，审核者，批准者，版本号，批准日期，生效日期。
- 页眉和页脚：页眉为 SOP 的文件名称，页脚为页码。
- 正文：文件名称，目的，范围，职责，流程图，流程的操作细则，相关文件，附件表格。

- 术语，参考文献：SOP 的术语与参考文献独立成章，统一编写。

5.2.3 规定编码系统

- 每个 SOP 都应有文件名（标题）和文件编号，作为该文件的唯一识别码。
- 文件编号规则：以 IRB NN/XX.ZZ/YY.W 格式命名的唯一编码。
  - ✧ IRB 是指伦理委员会。
  - ✧ NN 是文件类别的编码：制度类文件编码 ZD，指南类文件编码 ZN，程序类文件编码 SOP。
  - ✧ XX.ZZ 是子类别及其文件的序号，其中 XX 是子类别序号，ZZ 是某子类别中的文件序号。例如，IRB SOP/03.02 是指伦理委员会的程序类文件，第 3 个子类别中的第 2 个文件。
  - ✧ YY.W 是文件的版本号。YY 是版本号，从 01 开始；W 是指某版本文件较小修改的序号，W 从 0 开始。例如：IRB SOP/01.01/01.1，是指伦理委员会的程序类文件，第 1 个子类别中的第 1 个文件，第 1.1 版（第 1 版的第 1 次较小修改）。
- 附件表格编号规则：以 AF/AA-BB/YY.W 格式命名的唯一编码。
  - ✧ AF 是附件表格（Annex Form）的缩写。
  - ✧ AA 是文件的类别：LB 代表列表类，ZZ 代表组织机构的管理类，LL 代表伦理委员会的管理类，SS 代表送审类，SL 代表受理类，SC 代表审查/咨询工作表类，SW 代表审查事务类，JD 代表监督类，FJ 代表附件类（术语和参考文献）。
  - ✧ BB 是某类别中的文件序号。
  - ✧ YY.W 是文件的版本号。YY 是版本号，从 01 开始；W 是指某版本文件较小修改的序号，W 从 0 开始。例如：AF/SS-01/01.1，是指附件表格，送审类文件中的第 1 个文件，第 1.1 版。

5.3 起草、审核、批准、生效

- 起草：SOP 制订/修订工作组讨论 SOP 清单，分工起草，征求委员意见，讨论修改，提交审核。
- 审核：质量管理部门或合规部门审核伦理委员会 SOP 与相关法律、法规、政策和指南的一致性，与组织机构相关职能部门的管理和程序文件的一致性，有不一致处协商修改。
- 批准：经审核的 SOP 提交组织机构规定的部门规章批准者批准。
- 生效：批准日期后的第 15 天生效，以完成 SOP 的培训。

5.4 发布与存档

- 伦理委员会办公室负责 SOP 的发布工作。
- 秘书负责印刷若干份纸质版 SOP 发送相关部门和人员，回收全部的旧版 SOP，记录 AF/LL-03/04.0 伦理委员会管理和程序文件发放和回收记录。
- 旧版 SOP 主文件的封面页注明“废止”字样，由工作人员保存在历史文件库中。其余旧版 SOP 的封面页注明“废止”字样，统一销毁。

- 办公室存档一套编写者、审核者、批准者亲笔签字的现行纸质版文件作为 SOP 主文件。
- 办公室存档现行版本 SOP 的电子版。
- 秘书在组织机构官网伦理审查宣传栏更新以下相关内容：伦理审查所遵循的法律、法规、政策和指南；伦理审查体系的监管范围；研究利益冲突的管理政策；伦理委员会章程，伦理审查程序，伦理审查同意研究的标准。

5.5 培训

- 办公室主任负责组织委员和秘书参加现行版本 SOP 的讲座培训和自学。
- 秘书在网络伦理审查管理系统发布 SOP，并确认所有的伦理委员会委员和办公室人员都已被授权可以登录网络伦理审查管理系统阅读自学 SOP。秘书根据登录与离线时间，督促在线阅读自学 SOP。
- SOP 生效日期前完成培训。
- 办公室主任组织 SOP 执行情况的检查，确认伦理委员会的工作程序遵循最新版本的 SOP。

5.6 修订

- 伦理委员会办公室每 2 年对 SOP 进行全面复审，必要时加以修订。
- 当研究伦理相关的法律、法规、政策和指南颁布或修订后，或者当委员/秘书对某项工作程序提出改进建议，或者根据政府监督检查的意见，第三方对伦理委员会工作的质量评估意见，以及内部审核、研究伦理审查体系认证审核发现的不符合项，需要相应修改 SOP，提议者记录 AF/LL-01/04.0 伦理委员会管理和程序文件修订申请表。修订申请经批准后，办公室主任组织 SOP 修订工作组或指定专人对 SOP 进行修改。SOP 的修订事项和内容应当记录 AF/LL-02/04.0 伦理委员会管理和程序文件沿革表。
- SOP 修订的审核、批准、发布与存档、培训等程序，按本规程执行。

6. 相关文件

无

7. 附件表格

- AF/LB-01/04.0 管理和程序文件列表
- AF/LB-02/04.0 附件表格列表
- AF/LL-01/04.0 伦理委员会管理和程序文件修订申请表
- AF/LL-02/04.0 伦理委员会管理和程序文件沿革表
- AF/LL-03/04.0 伦理委员会管理和程序文件发放和回收记录

第二类 组织机构的管理

研究伦理委员会 **标准操作规程**		文件编号	IRB SOP/02.01/04.0
编写者		版本号	4.0
审核者		批准日期	
批准者		生效日期	

培训

1. 目的

为使伦理委员会的培训计划、培训经费预算与培训实施的工作有章可循，特制定本规程，以持续提高伦理委员会委员的审查能力，秘书的审查事务服务能力。

2. 范围

本 SOP 适用于伦理委员会委员、秘书的研究伦理相关的培训工作。

3. 职责

3.1 伦理委员会办公室主任

- 负责制定伦理委员会委员、秘书的年度培训计划。
- 编制年度伦理培训经费预算。
- 充分地利用各种资源，提供尽可能多的培训机会。
- 组织实施培训计划。

3.2 伦理委员会秘书

- 在办公室主任领导下，执行培训计划。
- 负责记录委员、秘书的岗前培训，内部培训和派出培训。
- 负责存档培训证书的电子文件。

4. 流程图

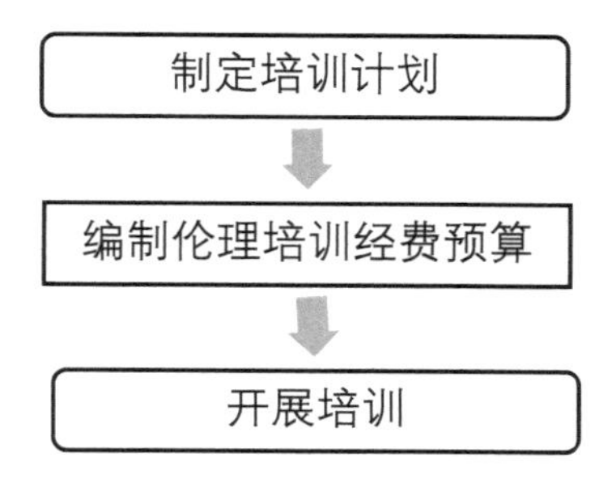

5. 流程的操作细则

5.1 制定培训计划

- 办公室主任负责制定年度培训计划。
- 培训对象：伦理委员会委员，秘书。
- 培训主题包括（但不限于）：
  - ✧ 研究和伦理相关的法律、法规、政策和指南。
  - ✧ 研究伦理审查体系认证标准与审核指南。
  - ✧ 组织机构和伦理委员会的管理和程序文件。
  - ✧ 伦理审查能力。例如，伦理审查同意研究的标准；初始审查、跟踪审查、复审的审查要点；基本的研究类型与研究设计（针对缺乏此教育背景的委员）；临床试验管理规范（GCP）。
  - ✧ 伦理审查事务的规范管理。
- 岗前培训：首次聘任的委员、秘书应当经过岗前培训，经考核合格后上岗。
- 继续教育（包括内部培训，派出培训）：年度继续教育的培训计划应当考虑委员不同专业类别的培训需求，委员审查和秘书工作的薄弱环节，新颁布或修订的法律、法规、政策和指南，新颁布或修订的组织机构和伦理委员会的管理和程序文件。

5.2 编制伦理培训经费预算

- 办公室主任负责编制伦理委员会的年度伦理培训经费预算。
- 培训与学术交流活动经费也可从组织机构的继续教育经费、科研课题经费列支。
- 应当充分地利用各种资源，提供尽可能多的培训机会。如果企业资助的培训，应当采取措施保证培训的内容不受资助者的操纵。
- 培训经费的使用应当按照组织机构财务管理规定、继续教育经费管理规定、科研经费管理规定执行。

5.3 开展培训

- 组织委员的岗前培训：参加国家药品监督管理局高级研修学院的伦理审查能力的网络培训课程，并获得合格证书。组织观摩伦理审查会议。
- 组织秘书的岗前培训：参加国家药品监督管理局高级研修学院的伦理委员会运行与管理的网络培训课程，并获得合格证书。安排办公室实习。
- 组织内部培训：办公室根据年度培训计划的主题，安排培训日程，发布培训信息，组织培训活动，组织考核和发放内部培训证书。
- 组织派出培训：秘书发布研究伦理相关的年度继续教育项目、学术交流活动信息。从伦理培训预算经费、赞助经费列支的培训活动由办公室组织实施；从继续教育经费、科研经费列支的培训活动由该经费的责任者组织实施。
- 培训记录：秘书负责记录 AF/ZZ-06/04.0 培训记录，包括培训项目和参加人员的记录，个人历次培训的记录。
- 培训证书：秘书负责存档培训证书的电子文件，培训证书原件由本人保存。

6. 相关文件

无

7. 附件表格

- AF/ZZ-06/04.0 培训记录

研究伦理委员会 标准操作规程		文件编号	IRB SOP/02.02/04.0
编写者		版本号	4.0
审核者		批准日期	
批准者		生效日期	

网络伦理审查管理系统

1. 目的

为使网络伦理审查管理系统的权限管理、信息记录、容灾备份和恢复的工作有章可循，特制定本规程，以从程序上保证网络伦理审查管理系统运行的安全和效率。

2. 范围

本 SOP 适用于网络伦理审查管理系统的管理和使用工作。

3. 职责

3.1 组织机构信息工程部门

- 设置组织机构研究管理部门的权限。
- 设置伦理委员会办公室的权限。
- 管理用户的登录权限。
- 维护网络伦理审查管理系统。

3.2 组织机构研究管理部门

- 在网络伦理审查管理系统记录同意立项的研究项目。信息系统根据立项信息，自动设置研究者的项目权限。

3.3 研究者

- 通过网络伦理审查管理系统，提交送审文件，授权研究人员。信息系统根据授权的研究人员信息，自动设置研究人员的项目权限。

3.4 伦理委员会秘书

- 在网络伦理审查管理系统记录送审项目的主审委员，审查会议的参会委员，邀请的独立顾问。信息系统据此自动设置主审委员，参会委员，独立顾问的项目权限。
- 通过网络伦理审查管理系统，记录并管理送审项目的审查事务。

3.5 委员/独立顾问

- 通过网络伦理审查管理系统，查阅送审文件，记录审查工作表/咨询工作表。
- 委员通过网络伦理审查管理系统进行电子表决。

4. 流程图

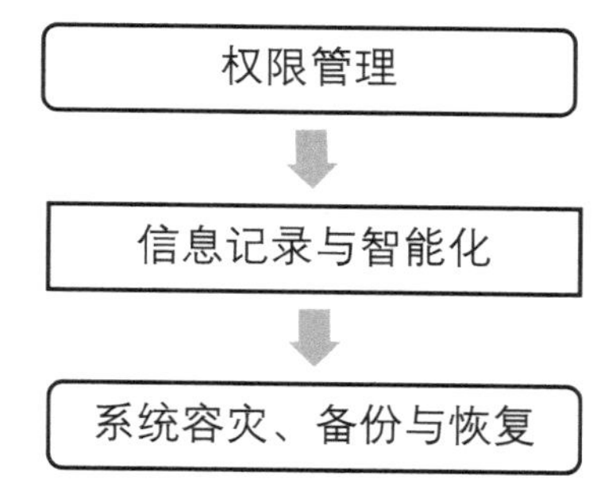

5. 流程的操作细则

5.1 权限管理

5.1.1 部门权限和用户登录权限

- 组织机构信息工程管理部门指定专人，根据部门职责和人员岗位，设置相应的部门权限；管理用户登录权限：
- 部门权限
  - ✧ 研究管理部门的权限：部门职责管理范围内的所有研究项目的立项审核，授权研究者，查阅审查决定文件。
  - ✧ 伦理委员会办公室的权限：部门职责管理范围内的所有送审项目的受理，处理，审查事务，传达审查决定，审查文档和信息的管理。
- 用户登录权限
  - ✧ 网络伦理审查管理系统采用用户名和密码登录。信息工程管理部门指定专人管理用户的登录权限。

5.1.2 项目权限

- 研究者
  - ✧ 网络伦理审查管理系统根据研究管理部门立项管理记录的同意立项的研究项目信息（其中包括该项目的研究者），自动设置该项目研究者的项目权限：网络提交送审文件，查阅审查决定文件，网络记录利益冲突声明，授权研究人员。
  - ✧ 送审项目完成了研究完成审查或者终止研究审查，系统自动关闭该项目研究者的项目权限。
- 研究人员
  - ✧ 网络伦理审查管理系统根据研究者记录的项目授权研究人员名单，自动设置研究人员的项目权限：网络提交送审文件（仅限研究者项目授权的研究人员），查阅审查决定文件，网络记录利益冲突声明。
  - ✧ 系统关闭研究者的项目权限的同时，关闭研究者授权的研究人员的项目权限。
- 主审委员，参会委员，独立顾问
  - ✧ 网络伦理审查管理系统根据秘书记录的送审项目的主审委员，自动设置主审委员对该项目的网络审查权限：查阅电子送审文件，记录审查工作表，会议表决。
  - ✧ 网络伦理审查管理系统根据秘书记录的审查会议的参会委员名单，自动设置参会委员对会议审查项目的网络审查权限：查阅电子送审文件，会议表决。

- ✧ 网络伦理审查管理系统根据秘书记录的送审项目的独立顾问，自动设置独立顾问对该项目的网络咨询权限：查阅咨询所需的电子送审文件，记录咨询工作表。
- ✧ 完成送审项目的本次审查，系统自动关闭委员的项目网络审查权限，关闭独立顾问的项目网络咨询权限。

5.2 信息记录与智能化

5.2.1 源数据

研究项目的立项、送审、审查流程的各个节点，责任者应当按其职责在网络伦理审查管理系统记录规定的信息。首次记录的信息、以及信息系统按规则生成的文件编码和时间信息是源数据。流程后续节点的表单涉及已经记录的源数据，均不需要重复记录，系统将自动关联相应的源数据。

责任者应当在网络伦理审查管理系统记录的、将被后续流程节点关联的源数据有（但不限于）：

- 立项管理
  - ✧ 研究管理部门记录的研究项目信息：项目名称，项目来源，研究者，研究者联系方式，专业科室，研究机构。
  - ✧ 研究者记录的授权研究人员名单。
- 送审
  - ✧ 研究者记录的研究项目送审信息：送审类别，送审材料目录，送审的申请表或报告，上传电子文件。
  - ✧ 研究者和研究人员记录的利益冲突声明。
- 受理
  - ✧ 秘书记录的受理通知，信息系统自动生成的受理号，受理日期。
- 处理
  - ✧ 秘书记录的送审项目处理信息：审查方式，主审委员，独立顾问。
- 审查
  - ✧ 秘书记录的审查事务信息：会议日程，参会委员，会议记录。
  - ✧ 主审委员记录的主审项目信息：审查工作表。
  - ✧ 独立顾问记录的咨询项目信息：咨询工作表。
  - ✧ 委员的电子表决，或者秘书记录的审查决定意见。
- 传达审查决定
  - ✧ 秘书记录的审查决定信息：伦理审查意见的内容，伦理审查意见的签发日期。信息系统自动生成的审查意见号。
  - ✧ 秘书记录的年度/定期审查频率，信息系统自动生成的起始日期和截止日期。
  - ✧ 秘书记录的同意研究的有效期限，信息系统自动生成的有效期的起始日期和截止日期。

5.2.2 系统根据记录的源数据，自动生成和维护信息管理数据库

- 研究进展待报告数据库：初始审查，年度/定期审查在传达审查决定文件时，系统自动生成和维护研究进展待报告数据库，用于提醒研究者提交年度报告或研究进展

报告。信息包括：项目名称，项目来源，研究者，研究者联系方式，专业科室，年度/定期审查的频率，起始日期和截止日期（参见 IRB SOP/06.02/04.0 研究进展/有效期/待复审的信息管理）。

- 同意研究有效期限数据库：初始审查，年度/定期审查在传达审查决定文件时，系统自动生成和维护同意研究有效期限数据库，用于提醒研究者申请延长同意研究的有效期限。信息包括：项目名称，项目来源，研究者，研究者联系方式，专业科室，同意研究的有效期限，有效期的起始日期和截止日期（参见 IRB SOP/06.02/04.0 研究进展/有效期/待复审的信息管理）。
- 待复审项目数据库：审查决定为必要的修改后同意，在传达审查决定文件时，系统自动生成和维护待复审项目数据库，用于待复审项目的管理。信息包括：项目名称，项目来源，研究者，研究者联系方式，专业科室，必要的修改后同意的伦理审查意见的签发日期（参见 IRB SOP/06.02/04.0 研究进展/有效期/待复审的信息管理）。

5.2.3 系统根据模板和记录的源数据，自动生成审查项目的会议审查决定表

- 审查项目的会议审查决定表：委员通过网络伦理审查管理系统进行电子表决，系统根据会议审查决定表模板和电子表决结果，自动生成会议审查决定表（参见 IRB SOP/03.05/04.0 审查会议事务）

5.2.4 系统根据模板和记录的源数据，自动生成审查项目的会议记录副本

- 审查项目的会议记录副本：秘书在网络伦理审查管理系统整理会议记录，系统根据审查项目会议记录模板和整理的会议记录，自动生成审查项目的会议记录副本（参见 IRB SOP/03.10/04.0 存档审查文件）。

5.2.5 系统根据模板和记录的源数据，自动生成肯定性决定的决定文件

- 各伦理审查类别的肯定性决定（同意）的决定文件：系统根据各伦理审查类别决定文件的模板和记录的源数据，自动生成肯定性决定（同意）的决定文件（参见 IRB SOP/03.09/04.0 传达审查决定）。

5.2.6 系统根据记录的源数据，自动生成和维护审查项目文档

- 审查项目文档：系统按项目保存和维护立项、送审、审查、决定过程中产生的文档和信息，并生成审查项目的文档目录（参见 IRB SOP/06.01/04.0 文件与信息管理）。

5.3 系统容灾、备份与恢复

- 容灾：网络伦理审查管理系统与备用系统设置在不同的地点/楼房。
- 备份：网络伦理审查管理系统每天自动备份系统的数据库。
- 恢复：组织机构信息工程管理部门有专人负责系统恢复和数据库恢复。

6. 相关文件

- IRB SOP/06.02/04.0 研究进展/有效期/待复审的信息管理
- IRB SOP/03.05/04.0 审查会议事务

- IRB SOP/03.10/04.0 存档审查文件
- IRB SOP/03.09/04.0 传达审查决定
- IRB SOP/06.01/04.0 文件与信息管理

7. 附件表格

无

研究伦理委员会 标准操作规程		文件编号	IRB SOP/02.03/04.0
编写者		版本号	4.0
审核者		批准日期	
批准者		生效日期	

伦理委员会组成人员履职能力考核

1. 目的

为使伦理委员会委员、主任委员、副主任委员、秘书履职能力的年度考核工作有章可循，特制定本规程，以保证伦理委员会能够胜任伦理审查的职责。

2. 范围

本 SOP 适用于组织机构对伦理委员会组成人员履职能力的年度考核工作。

3. 职责

3.1 人事管理部门

- 负责组织年度考核。
- 负责组织评估伦理委员会的成员与组成。

3.2 伦理委员会办公室

- 负责统计委员、主任委员、副主任委员、秘书的年度工作客观指标。

3.3 委员、主任委员、副主任委员、秘书

- 参与履职能力的年度考核。

4. 流程图

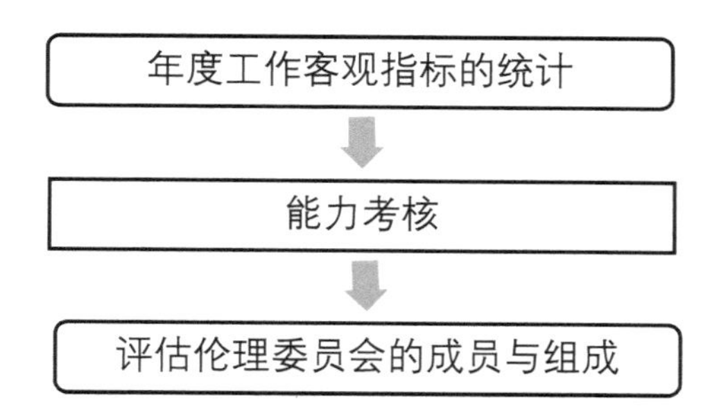

5. 流程的操作细则

5.1 年度工作客观指标的统计

- 委员、主任委员、副主任委员的年度工作客观指标：出席审查会议次数和参会率。会议审查的项目数和主审项目数。快审的主审项目数。审查工作表记录的及时性。参加培训的次数和课时。讲授培训课程的次数和课时。获得培训证书的份数。
- 秘书的年度工作客观指标：受理送审的项目数。处理快审事务的项目数。处理会审

事务的项目数。准备会议日程的数量。送达预审主审材料的及时性。完成会议记录的数量和及时性。完成审查决定文件的数量。参加培训的次数和课时。讲授培训课程的次数和课时。获得培训证书的份数。

- 伦理委员会办公室利用网络伦理审查管理系统，或者其他工作记录，统计委员、主任委员、副主任委员、秘书的年度工作客观指标的结果，并在伦理委员会内部公布。

5.2 能力考核

- 委员的能力考核指标：会议审查讨论的贡献。审查工作表记录的质量。知晓法规要求并识别有待改进的领域的能力。知晓组织机构管理与程序要求并识别有待改进的领域的能力。与秘书的沟通和合作工作的能力。与研究者的沟通能力。
- 主任委员、副主任委员的能力考核指标：除委员的考核指标外，还有：领导伦理委员会审查事务管理（主持审查会议，审签会议记录，审签审查决定文件）的能力。与组织机构管理人员的沟通能力。
- 秘书的能力考核指标：审查会议前的会务准备。会议记录的规范性。维护伦理委员会委员名册的正确性与合规性。维护文件档案的正确性与合规性。网络伦理审查管理系统信息记录的正确性与合规性。知晓法规要求并识别有待改进的领域的能力。知晓组织机构管理与程序要求并识别有待改进的领域的能力。与主任委员、副主任委员、委员的沟通和合作工作能力。与组织机构管理人员的沟通能力。与研究者的沟通能力。
- 自评：委员、主任委员、副主任委员自评并记录 AF/ZZ-04/04.0 伦理委员会委员履职能力考核表。秘书自评并记录 AF/ZZ-05/04.0 伦理委员会秘书履职能力考核表。
- 互评：召开伦理委员会组成人员的年度考核会议，各自报告自评情况，其他参会人员根据岗位职责，职业背景，以及自评报告，按照优秀、合格、不合格进行互评。记录工作的薄弱环节，列入下一年度的培训计划。
- 外部评价：伦理审查体系的内部审核、外部质量认证和政府监督检查的发现。组织机构还可以委托或任命资深的离任委员担任考核员，对委员、主任委员、副主任委员、秘书的履职能力进行年度考核。

5.3 评估伦理委员会的成员与组成

- 组织机构根据履职能力的自评、互评的结果，以及伦理审查体系的内部审核、外部质量认证和政府监督检查的发现，考核员的年度考核报告，定期评估伦理委员会的成员与组成，必要时加以调整，以保证伦理委员会能够胜任伦理审查的职责。

6. 相关文件

无

7. 附件表格

- AF/ZZ-04/04.0 伦理委员会委员履职能力考核表
- AF/ZZ-05/04.0 伦理委员会秘书履职能力考核表

第三类 伦理审查的程序

研究伦理委员会 标准操作规程		文件编号	IRB SOP/03.01/04.0
编写者		版本号	4.0
审核者		批准日期	
批准者		生效日期	

受理送审项目

1. 目的

为使伦理委员会办公室对送审材料的形式审查、补充或受理通知、受理后的事务工作有章可循，特制定本规程，以从程序上保证送审项目受理工作的质量。

2. 范围

本 SOP 适用于送审项目的受理阶段，伦理委员会办公室对研究项目送审的受理工作。

指导研究者如何提交研究项目的伦理审查，参照 IRB ZN/01.01/04.0 伦理审查送审指南执行。

3. 职责

3.1 伦理委员会秘书

- 受理研究项目的送审材料，当场审核。
- 根据审核结果，当场发送补充送审材料通知，或受理通知。
- 对受理的送审材料进行建档或者存档，以及待审的管理。

4. 流程图

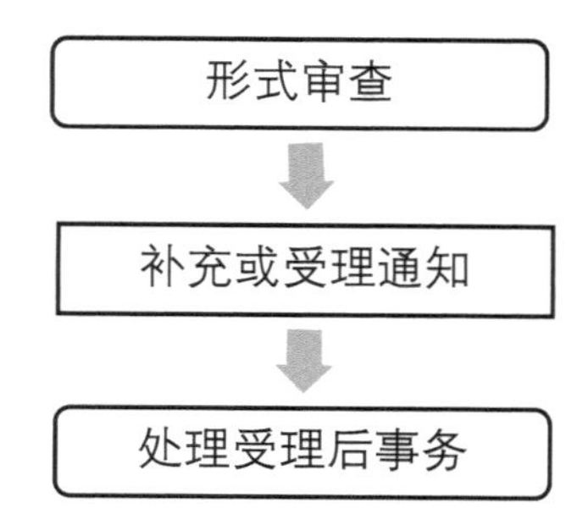

5. 流程的操作细则

5.1 形式审查

- 秘书应当根据送审类别和 AF/SS-01/04.0 送审材料清单，当场审核送审材料的完整性。
- 送审材料应当同时提交书面和 PDF 格式的电子文件。秘书审核确认上传网络伦理审查管理系统的 PDF 格式电子文件名称与送审的书面文件名称一致。

- 秘书审核确认送审文件的版本号和版本日期：研究方案、知情同意书、招募广告、提供给受试者的其他书面资料、病例报告表、研究者手册等送审文件及其修订版。
- 秘书审核确认研究者已经在送审材料上签字并注明日期。研究生的课题应当与其导师或指导老师共同签字。
- 送审文件的语言是中文。
- 如果没有送审的电子文件，书面送审文件的份数应当与伦理委员会委员组成人数相同。
- 对研究者按“补充送审材料通知”的再次送审，秘书则根据该通知对送审材料进行形式审查。

5.2 补充或受理通知

- 补充通知：送审材料有缺陷，秘书当场发送 AF/SL-01/04.0 补充送审材料通知，一次性告知应当补充的材料和事项，以及最近的审查会议前的送审截止日期。
- 受理通知：送审材料通过形式审查，秘书当场发送 AF/SL-02/04.0 受理通知，并告知预计的审查会议日期。网络伦理审查管理系统自动生成受理号，受理日期。
    - ✧ 受理号的编码规则：格式为“20＊＊–AAA–BB”。
    - ✧ 编码规则说明：①主字段：“20＊＊”为送审项目首次受理的年份，同一项目该字段不变。②项目序列字段：“–AAA”为该年度受理的初始审查项目的序列号，同一项目该字段不变。③后缀字段：“–BB”为同一项目历次送审受理的序列号。例如，2020-005-01 为 2020 年第 5 个初始审查送审项目的第 1 次受理。

5.3 处理受理后事务

- 加盖受理章
    - ✧ 送审材料原件首页左上角加盖“受理章”，受理人签名并注明日期。
- 建档或者存档
    - ✧ 首次送审的材料按项目建档。项目档案盒标注项目名称和受理号。
    - ✧ 再次送审的材料按项目存档。
- 待审
    - ✧ 送审材料按项目存放在伦理委员会办公室的“待审”文件柜，等待提交审查。

6. 相关文件

- IRB ZN/01.01/04.0 伦理审查送审指南

7. 附件表格

- AF/SS-01/04.0 送审材料清单
- AF/SL-01/04.0 补充送审材料通知
- AF/SL-02/04.0 受理通知

<table>
<tr><td colspan="2">研究伦理委员会
标准操作规程</td><td>文件编号</td><td>IRB SOP/03.02/04.0</td></tr>
<tr><td>编写者</td><td></td><td>版本号</td><td>4.0</td></tr>
<tr><td>审核者</td><td></td><td>批准日期</td><td></td></tr>
<tr><td>批准者</td><td></td><td>生效日期</td><td></td></tr>
</table>

选择审查方式

1. 目的

为对送审项目采用何种方式进行审查的工作有章可循，特制定本规程，以从程序上保证能够选择合适的审查方式。

2. 范围

送审项目的处理阶段是指送审项目受理之后、审查之前的阶段。该阶段的主要工作包括：选择审查方式（会议审查、紧急会议审查、快速审查），选择主审委员，邀请独立顾问，以及准备审查会议。

本 SOP 适用于送审项目的处理阶段，选择审查方式的工作，包括办公室主任或者具有相关职业经验的秘书选择审查方式，以及专门负责安全性审查的主审委员选择审查方式。

3. 职责

3.1 伦理委员会办公室

- 办公室主任或者具有相关职业经验的秘书负责判断研究风险，选择合适的审查方式。

3.2 安全性报告的主审委员

- 负责判断所报告的安全性信息是否增加受试者的风险或者显著影响研究的实施，决定是快审通过，还是提交会议审查。

4. 流程图

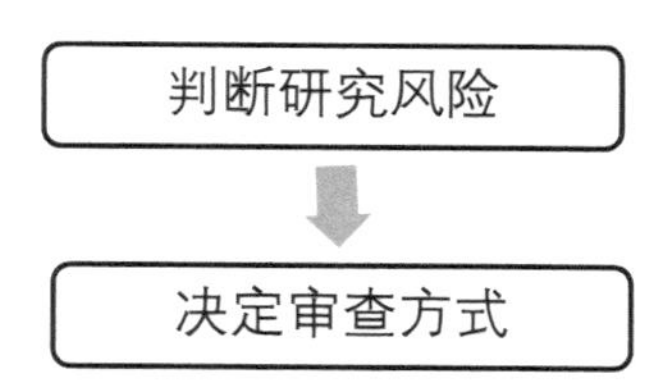

5. 流程的操作细则

5.1 判断研究风险

- 一般由办公室主任或者具有相关职业经验的秘书根据研究设计类型（实验性研究，观察性研究）、研究干预和程序、以及送审事项的性质，判断研究风险是否大于最低风险，或者是否为增加受试者风险或显著影响研究实施的非预期问题，决定审查方式。

- 办公室可以指定 1 ~ 2 名医学专业背景的委员负责所有安全性报告的主审，由其判断是否增加受试者的风险或者显著影响研究的实施，决定是快审通过，还是提交会议审查。

5.2 决定审查方式

- 会议审查的适用范围：
  - ✧ 受试者风险大于最低风险，或者涉及弱势人群和个人隐私及敏感性问题的研究。
  - ✧ 增加受试者风险或者显著影响研究实施的非预期问题。
  - ✧ 伦理审查提出与同意研究标准相关的实质性修改意见，或者要求进一步澄清、解释，或者要求提供更多的补充信息。
- 紧急会议审查的适用范围：
  - ✧ 研究过程中发生危及受试者生命安全的重大非预期问题。
- 快速审查的适用范围：
  - ✧ 受试者风险不大于最低风险，且不涉及弱势人群和个人隐私及敏感性问题。
  - ✧ 已同意的方案的较小修改。所谓较小修改是指该修改不影响同意研究的标准中的任一条款。
  - ✧ 没有受试者入组且未发现额外风险。
  - ✧ 已完成或停止研究相关的干预，研究仅是对受试者的跟踪随访。
  - ✧ 不属于增加受试者风险或显著影响研究实施的非预期问题。
  - ✧ 伦理审查提出明确的或较小的修改意见，伦理委员会为了验证这些修改。
- 快速审查如果有否定性意见，或主审委员提出需要会议审查，快速审查项目应当转入会议审查。
- 如果组织机构之间签订了多中心临床研究的协作伦理审查协议，按照协议约定的中心伦理委员会和其他参加单位伦理委员会的审查职责分工，以及本机构的角色，采用相应的审查方式。
- 秘书在网络伦理审查管理系统记录送审项目的审查方式信息。

6. 相关文件

无

7. 附件表格

无

<table>
<tr><td colspan="2">研究伦理委员会
标准操作规程</td><td>文件编号</td><td>IRB SOP/03.03/04.0</td></tr>
<tr><td>编写者</td><td></td><td>版本号</td><td>4.0</td></tr>
<tr><td>审核者</td><td></td><td>批准日期</td><td></td></tr>
<tr><td>批准者</td><td></td><td>生效日期</td><td></td></tr>
</table>

选择主审委员

1. 目的

为使伦理委员会办公室对送审项目选择主审委员的工作有章可循，特制定本规程，以从程序上保证能够选择胜任的主审委员。

2. 范围

本 SOP 适用于送审项目的处理阶段，伦理委员会办公室选择主审委员的工作。

3. 职责

3.1 伦理委员会办公室

- 秘书负责建立伦理委员会委员的信息库。
- 办公室主任或者具有相关职业经验的秘书负责选择胜任的主审委员。
- 秘书负责联系确认主审委员人选。
- 秘书负责送达研究项目的主审文件。

3.2 主审委员

- 主审委员负责送审项目的主审，记录审查工作表，参加审查会议并在讨论阶段首先阐述自己的主审意见。

4. 流程图

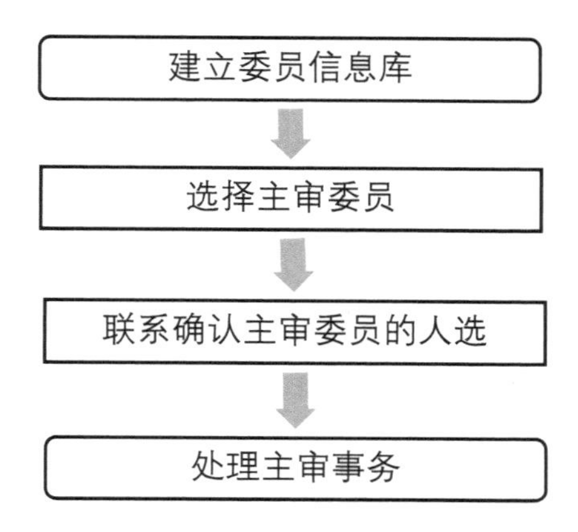

5. 流程的操作细则

5.1 建立委员信息库

- 秘书利用网络伦理审查管理系统，或者利用其他数据库，建立委员信息库，包括委员的资格信息，履历信息和联系方式。
- 委员的资格信息：姓名，性别，职业，隶属机构，伦理委员会的职务。
- 委员的履历信息：包括与审查能力相关的背景信息，例如教育经历，职业经历，研究经历，伦理委员会工作经历，与弱势受试者相关的工作或生活经历，以及培训信息。
- 建立便捷的委员联系方式，例如微信，手机短信，电子邮件等。
- 获知委员信息发生变动，及时维护委员信息库。

5.2 选择主审委员

- 一般由办公室主任或者具有相关职业经验的秘书负责选择主审委员。
- 选择主审委员的责任者应当熟悉、或者能够方便地查询委员的资格和履历信息，以帮助选择胜任的主审委员。
- 主审委员的选择主要基于以下考量：研究项目与委员的专业领域、社会文化背景的符合性，前后审查的主审委员的一致性。
- 科学审查的主审：应当至少有 1 名具有医药专业知识的委员担任主审，或者邀请具备相关专业知识的独立顾问对研究项目的科学审查提供咨询意见，或者伦理委员会能够按既定程序获得学术委员会或专家委员会的科学审查结果。
- 知情同意书的主审：优先选择非医药专业背景的委员主审知情同意书。
- 涉及特定的社会文化、法律法规、或弱势人群的研究项目的主审：应当至少有 1 名具有相关知识的委员担任主审，或邀请具备相关知识的独立顾问提供咨询意见。
- 安全性审查的主审：指定 1～2 名医学专业背景的委员作为所有安全性报告的主审委员。
- 其他类别跟踪审查的主审：优先选择该项目初始审查的主审委员。
- 复审的主审：优先选择该项目上次审查的主审委员。
- 快速审查项目的主审：只有具备职业能力的、有经验的委员才能担任快速审查项目的主审委员。
- 主审委员的人数：初始审查一般选择 2 名主审委员；对“必要的修改后同意”的复审确认，研究完成审查可以选择 1 名主审委员；其他审查类别则根据情况选择 1～2 名主审委员。
- 不选择与审查项目存在利益冲突的委员担任主审委员。
- 委员因故不能出席审查会议以致不能履行主审委员职责时，可以选择具有合适专业背景的替补委员作为主审委员。

5.3 联系确认主审委员的人选

- 秘书联系主审委员的人选，询问本人与审查项目是否存在利益冲突，是否有时间参加审查会议或者视频审查会议，是否有时间承担快速审查，确认主审的委员。
- 秘书在网络伦理审查管理系统记录送审项目的主审委员。

5.4 处理主审事务

- 秘书应当为主审委员准备主审项目的整套送审材料，以及相应的审查工作表（见7. 附件表格）。会议审查项目的主审材料应当至少在会前3天送达，紧急审查会议的主审材料应当尽早送达，快速审查项目的主审材料应当在确认主审委员的当天或次日送达。主审委员可以在网络伦理审查管理系统查阅主审项目的电子版送审材料，记录相应的审查工作表。
- 会议审查项目的主审：秘书应当告知主审委员
  - ✧ 审查会议日程。
  - ✧ 在审查会议前审阅主审材料，完成审查工作表的记录。
  - ✧ 在主审过程中，如果有需要解释或澄清的问题，可以与研究者直接联系沟通，并在审查工作表记录问题，以及研究者的解释或答复。
  - ✧ 在主审过程中，如果存在需要咨询的审查问题，可以通过办公室邀请独立顾问，或者在不透露项目信息的前提下，直接联系专家以获得咨询意见，并在审查工作表记录咨询对象、咨询问题和咨询意见。
  - ✧ 在伦理审查会议的讨论环节首先陈述主审意见。
  - ✧ 在审查会议后交还主审材料和记录完成的审查工作表。
- 快速审查项目的主审：秘书应当告知主审委员
  - ✧ 及时审阅主审材料，记录审查工作表。
  - ✧ 在主审过程中，如果有需要解释或澄清的问题，可以与研究者直接联系沟通，并在审查工作表记录问题，以及研究者的解释或答复。
  - ✧ 在主审过程中，如果存在需要咨询的审查问题，可以通过办公室邀请独立顾问，或者在不透露项目信息的前提下，直接联系专家以获得咨询意见，并在审查工作表记录咨询对象、咨询问题和咨询意见。
  - ✧ 及时将主审材料和记录完成的审查工作表交还伦理委员会办公室。

6. 相关文件

无

7. 附件表格

- AF/SC-01/04.0 方案审查工作表
- AF/SC-02/04.0 知情同意审查工作表（涉及人的生物医学研究）
- AF/SC-03/04.0 知情同意审查工作表（药物临床试验）
- AF/SC-04/04.0 知情同意审查工作表（可识别数据和标本的存储维护二次研究使用的泛知情同意）
- AF/SC-05/04.0 变更或豁免知情同意审查工作表
- AF/SC-06/04.0 修正案审查工作表
- AF/SC-07/04.0 年度/定期审查工作表
- AF/SC-08/04.0 安全性审查工作表
- AF/SC-09/04.0 偏离方案审查工作表

- AF/SC-10/04.0 终止/暂停研究审查工作表
- AF/SC-11/04.0 研究完成审查工作表
- AF/SC-12/04.0 复审工作表

研究伦理委员会 **标准操作规程**		文件编号	IRB SOP/03.04/04.0
编写者		版本号	4.0
审核者		批准日期	
批准者		生效日期	

邀请独立顾问

1. 目的

为使邀请独立顾问对审查问题提供咨询意见的工作有章可循，特制定本规程，以从程序上保证伦理审查可以获得所需的咨询意见。

2. 范围

本 SOP 适用于送审项目的处理阶段，邀请独立顾问对审查问题提供咨询意见的工作，包括通过办公室邀请独立顾问咨询审查问题，以及在适当的条件下主审委员直接联系专家咨询审查问题。

3. 职责

3.1 伦理委员会办公室

- 秘书负责建立和维护独立顾问信息库。
- 办公室主任或者具有相关职业经验的秘书发现可能存在需要咨询专家的情况，确定邀请独立顾问的事宜，选择合适的独立顾问。
- 秘书联系确认独立顾问人选，发出邀请，说明授权范围与义务。
- 秘书送达咨询文件。

3.2 主审委员

- 发现存在需要咨询的伦理审查问题，向伦理委员会办公室提出邀请独立顾问，或者在不透露项目信息的前提下，直接联系专家以获得咨询意见。

3.3 独立顾问

- 受邀参加送审项目的咨询。
- 主动声明与咨询项目是否存在利益冲突。
- 对咨询项目负有保密义务。

4. 流程图

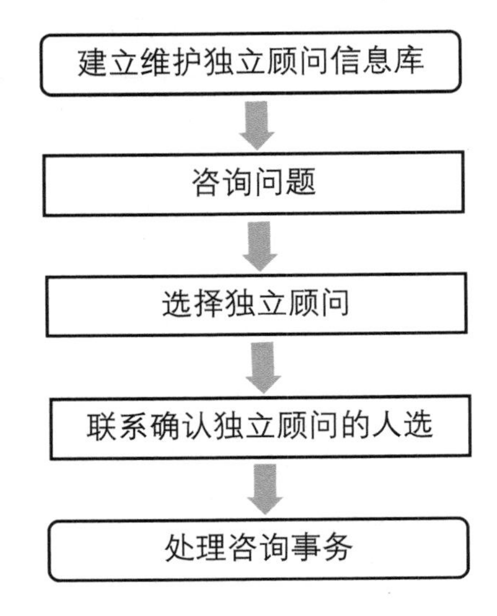

5. 流程的操作细则

5.1 建立维护独立顾问信息库

- 秘书利用网络伦理审查管理系统，或者利用其他数据库，建立独立顾问信息库，包括专业资格信息，履历信息（包括社会文化背景信息，与弱势受试者相关的工作或生活经历），以及联系方式。
- 当邀请新的咨询专家，或者获知专家信息发生变动时，秘书及时维护独立顾问信息库的信息。

5.2 咨询问题

- 办公室主任或者具有相关职业经验的秘书发现送审项目的受试者与委员的社会文化背景明显不同，或者送审项目与委员的专业背景有很大的差异，可能存在需要咨询的审查问题，确定邀请独立顾问的事宜。必要时，与主审委员协商确定咨询问题。
- 主审委员在主审过程中发现存在科学审查、受试者社会文化背景（例如民族文化，儿童心理等）等需要咨询的审查问题，可以向伦理委员会办公室提出邀请独立顾问，如果可能，推荐独立顾问人选。
- 如果可以不透露所咨询的项目信息，主审委员也可以在主审过程中直接联系专家以获得咨询意见，并应当在审查工作表中记录咨询对象、咨询问题和咨询意见。

5.3 选择独立顾问

- 一般由办公室主任或者具有相关职业经验的秘书选择独立顾问，或者与主审委员协商选择独立顾问。
- 选择独立顾问的人员应当熟悉、或者能够方便的查询独立顾问的资格和背景信息，以帮助选择合适的独立顾问。
- 独立顾问的选择主要根据需要咨询的审查问题与拟邀请的独立顾问的专业领域和社会文化背景的符合性，选择合适的独立顾问，例如，科学、医学、药学、法学、伦理学领域的专家，或者是熟悉受试人群社会文化或心理特点的人士。

- 一般不邀请有利益冲突的人员担任独立顾问，除非无法找到其他能够回答所咨询问题的合适的人员。

5.4 联系确认独立顾问的人选

- 秘书应当以尽可能便捷的咨询方式邀请独立顾问。独立顾问可以通过咨询工作表、或者主审委员与之直接询问的方式提供咨询意见，以及在必要的情况下，通过参加审查会议或者视频审查会议的方式提供咨询意见，回答委员的提问。如果合适，尽可能以不参会的方式邀请独立顾问。
- 秘书联系独立顾问人选，询问本人是否愿意接受邀请，是否与咨询项目存在利益冲突，是否能够参加审查会议（如有必要）或者是否能够参加视频会议，确认独立顾问人选，发出邀请。
- 秘书在网络伦理审查管理系统记录送审项目的独立顾问。

5.5 处理咨询事务

- 秘书应当为独立顾问准备并及时送达项目咨询问题相关的送审材料，以及 AF/SC-13/04.0 独立顾问咨询工作表。独立顾问可以在网络伦理审查管理系统查阅项目咨询问题相关的电子版送审文件，记录咨询工作表。
- 会议审查项目的咨询，秘书应当告知独立顾问：
  - ✧ 审查会议的日期与地点。
  - ✧ 在审查会前审阅咨询项目的材料，完成独立顾问咨询工作表的记录，并签署咨询工作表附录的经济利益冲突声明和保密承诺。
  - ✧ 如果可以不参加审查会议：咨询意见可以与主审委员直接联系沟通。在审查会议前将咨询材料和记录完成的咨询工作表交还办公室。
  - ✧ 如果有必要参加审查会议：按时参加审查会议或者视频审查会议，会上陈述咨询意见，并回答委员的提问。在审查会议的讨论决定环节退出会议，没有表决权。在审查会议后交还咨询材料和记录完成的咨询工作表。
- 快速审查项目的咨询，秘书应当告知独立顾问：
  - ✧ 及时审阅咨询项目的材料，完成独立顾问咨询工作表的记录，并签署咨询工作表附录的经济利益冲突声明和保密承诺。
  - ✧ 咨询意见可以与主审委员直接联系沟通。
  - ✧ 完成咨询后，及时将咨询材料和记录完成的咨询工作表交还伦理委员会办公室。

6. 相关文件

无

7. 附件表格

- AF/SC-13/04.0 独立顾问咨询工作表

研究伦理委员会 标准操作规程		文件编号	IRB SOP/03.05/04.0
编写者		版本号	4.0
审核者		批准日期	
批准者		生效日期	

审查会议事务

1. 目的

为使伦理委员会办公室制定会议日程、会议通知、处理预审事务、会议准备、会场服务、清理会场等审查会议的事务工作有章可循，特制定本规程，以从程序上保证办公室能够为伦理委员会的审查会议提供高质量的服务和支持。

2. 范围

本 SOP 适用于送审项目的处理和审查阶段，伦理委员会办公室对审查会议的事务管理工作。

3. 职责

3.1 伦理委员会秘书

- 制定并发布会议日程。
- 通知相关人员参会，确保参会委员符合法定人数。
- 送达预审材料，保证委员能够获得审查所需的全部信息。
- 准备会议材料和会场。
- 会议期间负责会议签到，核对到会和表决委员符合法定人数，计票并向会议报告表决的结果，会议录音或会议笔记。
- 会后清理会场，回收并处理审查文件。

4. 流程图

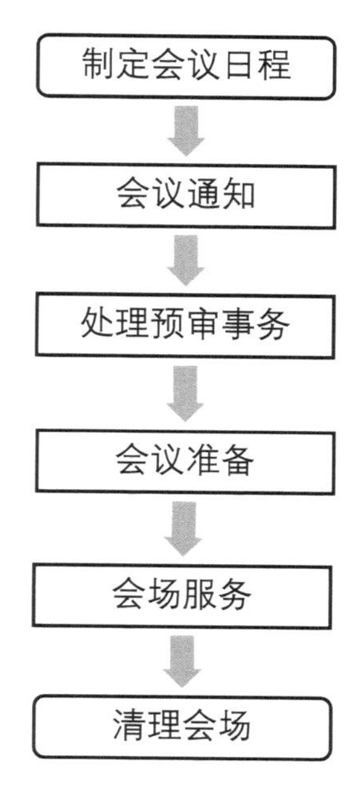

5. 流程的操作细则

5.1 制定会议日程

- 安排会议日期
  - ✧ 例行审查会议：每年年底安排下一年度的例行审查会议的日期。例行审查会议一般至少每月安排 2 次，以保证送审项目从受理至审查的最长时限不超过 1 个月。
  - ✧ 临时增加的审查会议：如果待审项目数超过每次会议能够充分审查的项目数量，可以临时增加审查会议，以满足审查及时性的要求。
  - ✧ 紧急会议：如果发生危及受试者生命安全的重大非预期问题，应当安排紧急会议审查。
- 安排会议报告事项
  - ✧ 上次审查会议记录。
  - ✧ 上次审查会议以来的快速审查项目。
  - ✧ 现场访查。
  - ✧ 受试者抱怨：向审查会议报告受试者抱怨中的对受试者安全或临床研究实施产生不利影响的非预期问题。
- 安排会议审查项目
  - ✧ 按照先送先审的原则安排会议审查项目。
  - ✧ 合理安排每次会议审查的项目数量和时间，以保证每项审查都有足够的时间讨论，以解决争论的问题。
- 确定会议日程
  - ✧ 秘书根据所安排的会议日期、报告事项、以及审查项目，制定 AF/SW-01/04.0 会议日程。
  - ✧ 秘书在网络伦理审查管理系统记录会议日程。

5.2 会议通知

- 通知委员
  - ✧ 秘书在网络伦理审查管理系统发布会议日程。
  - ✧ 秘书采用电话，或者微信、短信等方式，通知并确认委员是否能够参加审查会议。如果有委员缺席，特别是参会委员不能满足法定人数的要求时，应当通知同类别的替补委员参会。
  - ✧ 秘书应当确认参会委员中至少有一名具有研究项目科学审查所需相关专业知识的委员，或者确认审查会议能够知晓独立顾问的咨询意见，否则该项目应当推迟至下次会议。
  - ✧ 当会议审查有涉及弱势人群的研究项目时，秘书应当确认有熟悉此类人群特点、或有与此类人群相关工作经验的委员出席审查会议，或者确认审查会议能够知晓独立顾问的咨询意见，否则该项目应当推迟至下次会议。
  - ✧ 秘书在网络伦理审查管理系统记录审查会议的参会委员。
- 通知研究者
  - ✧ 如果审查项目需要邀请研究者到会报告与答疑，秘书应当通知研究者审查的会议日程，并告知按照会议日程的审查时间提前到达会议休息室等候。

5.3 处理预审事务

- 秘书应当为委员准备审查项目的整套送审材料，可以请申办者提供，或者选择签订保密协议的文印企业，打印或复印会议审查项目的整套送审材料。
- 秘书应当至少在审查会议前 3 天送达会议审查材料并附会议日程。紧急审查会议的送审材料应当尽早送达；如果因时间紧迫，无法提前送达，可以会上分发审查材料。参会委员可以在网络伦理审查管理系统查阅会议审查项目的电子版送审材料。
- 秘书应当告知委员在会议前预审送审材料，记录审查问题。

5.4 会议准备

- 准备会议材料
  - ✧ 按 AF/SW-02/04.0 审查会议签到表，打印一份。委员和秘书的签到表，与研究者、独立顾问和其他人员的签到表分开。
  - ✧ 按会议审查的项目和到会委员数，打印相应份数的 AF/SW-03/04.0 投票单。
- 准备会场
  - ✧ 预约会议室。
  - ✧ 会议当天，准备茶水、电脑、投影、录音等。
- 视频审查会议的技术支持
  - ✧ 当主审委员、独立顾问，或者部分或全体委员无法参加现场会议时，可以安排视频审查会议，或者现场会议与视频会议同时进行。
  - ✧ 选定视频会议软件，申请会议号和密码。
  - ✧ 通知委员安装视频会议软件，测试会议号和密码，测试语音，测试共享屏幕。

5.5 会场服务

- 会议签到
  - ✧ 参会委员在审查会议签到表上亲笔签到。
  - ✧ 秘书在网络伦理审查管理系统记录实际到会委员的姓名。
  - ✧ 列席：因质量检查评估、学术交流等活动要求观摩审查会议的人员，经领导同意，允许列席会议。除了政府监督管理部门的检查人员、以及伦理认证协议约定承担保密责任的审核员以外，秘书应当要求其他列席者签署 AF/LL-04/04.0 保密承诺。
- 核对到会人数
  - ✧ 秘书确认到会委员超过伦理委员会组成人员的半数、并不少于 7 人，到会委员包括医药专业、非医药专业的委员，独立于组织机构的委员，以及不同性别的委员。
  - ✧ 秘书向主任委员报告到会委员的情况。
- 会场的审查事务
  - ✧ 发放会议材料：上次会议记录，投票单。
  - ✧ 审查项目的讨论：请研究者、独立顾问、存在利益冲突的委员离场。
  - ✧ 审查项目的表决：审查项目表决前，秘书应当核对表决委员是否符合法定人数。如果不符合法定人数，秘书应当向主任委员报告。
  - ✧ 审查项目的计票：回收和汇总投票单，计票，向会议报告表决结果。
  - ✧ 表决的记录：按会议审查的项目，记录 AF/SW-04/04.0 会议审查决定表，并将审查项目的投票单粘贴在对应的会议审查决定表上。如果委员采用电子表决，网络伦理审查管理系统自动统计计票结果，记录并生成会议审查决定表（参见 IRB SOP/02.02/04.0 网络伦理审查管理系统）。
  - ✧ 秘书负责审查会议的会议录音，或者做好会议笔记。
- 视频审查会议事务的技术支持
  - ✧ 秘书为视频审查会议的事务工作提供技术支持，例如语音、共享屏幕的权限。
- 回收审查材料
  - ✧ 秘书回收会议审查材料的工作，参照 IRB SOP/03.10/04.0 存档审查文件进行回收、处理和存档。

5.6 清理会场

- 会场卫生清洁。
- 会议设备归位。
- 关闭电源。

6. 相关文件

- IRB SOP/02.02/04.0 网络伦理审查管理系统
- IRB SOP/03.10/04.0 存档审查文件

7. 附件表格

- AF/SW-01/04.0 会议日程
- AF/SW-02/04.0 审查会议签到表
- AF/SW-03/04.0 投票单
- AF/SW-04/04.0 会议审查决定表
- AF/LL-04/04.0 保密承诺

<table>
<tr><td colspan="2">研究伦理委员会
标准操作规程</td><td>文件编号</td><td>IRB SOP/03.06/04.0</td></tr>
<tr><td>编写者</td><td></td><td>版本号</td><td>4.0</td></tr>
<tr><td>审核者</td><td></td><td>批准日期</td><td></td></tr>
<tr><td>批准者</td><td></td><td>生效日期</td><td></td></tr>
</table>

审查会议记录

1. 目的

为使伦理委员会办公室对审查会议的记录工作有章可循，特制定本规程，以从程序上保证能够通过会议记录追溯审查会议的全过程。

2. 范围

本 SOP 适用于送审项目的审查阶段，伦理委员会秘书的审查会议记录工作。

3. 职责

3.1 伦理委员会秘书

- 负责审查会议的现场录音，或者做会议笔记。
- 整理会议记录。

3.2 主任委员，会议主持人

- 审核、签署会议记录。
- 主任委员因故没有主持审查会议时，由副主任委员或授权的委员担任会议主持人，并审核、签署会议记录。

4. 流程图

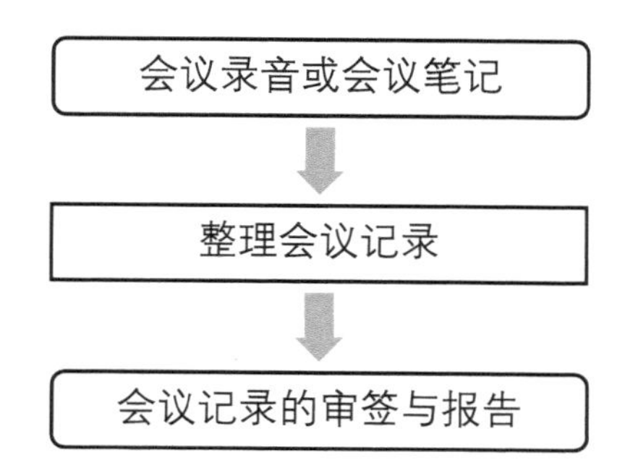

5. 流程的操作细则

5.1 会议录音或会议笔记

- 会议录音：秘书负责审查会议的现场录音。
- 会议笔记：在无法录音的情况下，秘书负责做会议笔记。会议笔记的信息：
  - ✧ 记录声明与研究项目存在利益冲突的委员。
  - ✧ 记录没有参与审查项目表决的委员，以及退出的原因，例如某项目某委员因利益冲突退出，或者讨论时因故离场。

✧ 记录审查项目的提问与答疑，审查讨论的问题，主任委员概括的审查意见，表决结果。

5.2 整理会议记录

- 秘书根据会议录音或会议笔记，按会议报告项目和会议审查项目的顺序，在网络伦理审查管理系统或者使用其他办公软件，整理会议记录，形成 AF/SW-06/04.0 会议记录。
- 会议记录：一般信息
  ✧ 伦理委员会名称。
  ✧ 会议日期，起止时间，地点。
  ✧ 会议主持人。
  ✧ 出席会议的人员姓名，包括：委员，独立顾问，秘书，其他人员。
- 会议记录：会议报告项目
  ✧ 上次会议记录：记录委员提出的修正。
  ✧ 快速审查项目（如有）：项目名称，受理号，研究者，审查类别，主审委员，审查意见。
  ✧ 现场访查（如有）：项目名称，项目来源，研究者，研究机构，访查发现，访查意见。
  ✧ 受试者抱怨（如有）：项目名称，项目来源，研究者，非预期问题，处理意见。
- 会议记录：会议审查项目
  ✧ 一般信息：审查类别，项目名称，受理号，研究者，主审委员，独立顾问。
  ✧ 记录存在利益冲突而退出的、或因故中途退出的委员姓名。
  ✧ 记录审查的提问和答疑。
  ✧ 记录讨论的问题，不同意见与理由，及其解决的结果，如：委员讨论了补偿款是否会对孩子及其父母产生不正当影响，确定 50 元的玩具礼品券比直接支付现金更合适，且不会造成过度劝诱。即使委员对争议问题的讨论和解决的结果与研究方案的规定是一致的，会议记录仍然应当概述存在不同意见问题的讨论和解决结果。
  ✧ 记录具体的修改意见及其理由。
  ✧ 记录不同意的理由。
  ✧ 变更或豁免知情同意，应当记录同意所依据的标准，该研究项目的特定理由，以证明变更或豁免知情同意的合规性。
  ✧ 涉及孕妇、胎儿、新生儿、儿童的研究，应当记录同意所依据的标准。
  ✧ 记录讨论所形成的审查意见。如果对审查项目的多项修改均存在不同意见，应当记录对每一修改意见逐项表决的动议，以及每项表决的结果。
  ✧ 记录主任委员概括的审查意见。
  ✧ 记录表决委员是否符合法定人数。
  ✧ 记录审查决定的表决结果。
  ✧ 记录确定的年度/定期审查的频率。

- 会议记录的整理者签字并注明日期。

5.3 会议记录的审签与报告

- 审签：主任委员审核、签署会议记录。主任委员因故没有主持审查会议时，由会议主持人审核、签署会议记录。
- 报告：会议记录安排在下次审查会议上报告。

6. 相关文件

无

7. 附件表格

- AF/SW-06/04.0 会议记录

研究伦理委员会 标准操作规程		文件编号	IRB SOP/03.07/04.0
编写者		版本号	4.0
审核者		批准日期	
批准者		生效日期	

会议审查

1. 目的

为使伦理委员会会议审查的预审和主审，会议开场，会议报告项目，会议审查项目的提问、讨论和表决等工作有章可循，特制定本规程，以从程序上保证伦理委员会的审查会议能够获得最佳的审查结果。

2. 范围

本 SOP 适用于送审项目的审查阶段，委员进行会议审查的工作（参见 IRB ZD/02.02/04.0 审查会议规则）。

在送审项目的审查阶段，与会议审查相关的工作还有伦理委员会办公室的审查会议事务和审查会议记录，参照 IRB SOP/03.05/04.0 审查会议事务，IRB SOP/03.06/04.0 审查会议记录执行。

3. 职责

3.1 会议主持人

- 主任委员主持审查会议。
- 主任委员因故缺席审查会议，由副主任委员主持审查会议。
- 主任委员和副主任委员都因故缺席审查会议，由主任委员授权一位委员主持审查会议。

3.2 委员

- 会前对审查项目进行预审。
- 参与会议审查的提问和讨论，发表审查意见。
- 参与审查决定的表决。

3.3 主审委员

- 会前审查主审项目的送审文件，记录审查工作表。
- 会议审查的讨论环节首先发表自己的审查意见。

3.4 独立顾问

- 会前审阅咨询项目相关的送审文件，记录咨询工作表。
- 受邀参加审查会议的提问环节，陈述咨询意见，并回答委员的提问。
- 不参与审查会议的讨论和表决。

4. 流程图

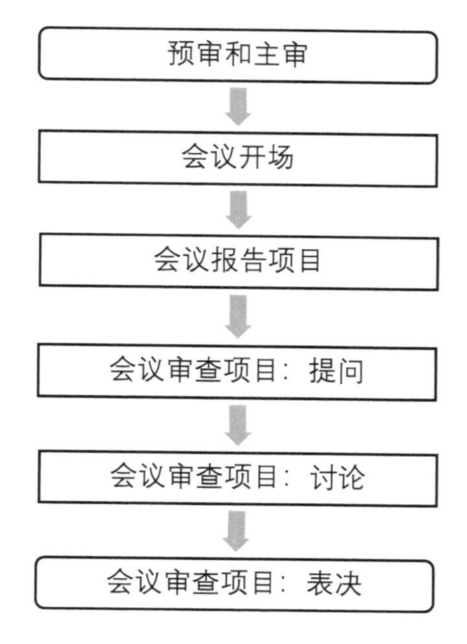

5. 流程的操作细则

5.1 预审和主审

- 预审
  - ✧ 委员应当在会议前预审送审材料，根据伦理审查同意研究的标准，记录审查问题。
- 主审
  - ✧ 初始审查：主审委员根据伦理审查同意研究的标准进行审查。快速审查同意研究的标准与会议审查相同。
  - ✧ 跟踪审查：主审委员应当关注可能显著影响临床研究的实施或者增加受试者风险的非预期问题，审查研究项目是否继续满足同意研究的标准。
  - ✧ 复审：主审委员在上次审查意见的基础上进行复审。
  - ✧ 主审委员应当在网络伦理审查管理系统记录相应的审查工作表，或者书面记录审查工作表。
- 主审委员可以在主审过程中就其所关注的问题直接与研究者交流，必要时可以到现场访谈有关人员，查阅相关记录，以获取更多的信息。主审委员应当在审查工作表中记录与研究者交流的问题，获取的信息，以及研究者的解释或答复。
- 主审委员在主审过程中，认为存在科学审查、受试者社会文化背景等需要咨询的审查问题，应当向伦理委员会办公室提出邀请独立顾问。如果可以不透露所咨询的项目信息，主审委员也可以在主审过程中直接联系专家以获得咨询意见，并应当在审查工作表中记录咨询对象、咨询问题和咨询意见。

5.2 会议开场

- 会议主持人根据秘书报告，宣布本次会议是否符合法定人数。

- 会议主持人提醒委员：如果与本次会议的审查项目存在利益冲突，请主动声明。没有口头声明者，则默认不存在利益冲突。
- 主持人按会议日程主持审查会议。

5.3 会议报告项目

- 委员审核上次会议记录，对记录不准确或不正确处，提出修改意见。如果没有发表异议，则默认同意上次会议记录。
- 委员听取上次审查会议以来的快速审查项目的概况和审查意见的报告；现场访查的发现和访查意见的报告；受试者抱怨中的对受试者安全或临床研究实施产生不利影响的非预期问题的处理意见的报告。

5.4 会议审查项目：提问

- 会议可以邀请研究者报告送审项目，也可以由主审委员介绍送审项目概况。研究者可以邀请申办者到会协助其回答委员有关研究背景的问题。
- 会议主持人有序安排委员提问。主持人最后提问。
- 委员应当围绕当前的审查项目，对所关注的问题进行提问。
- 委员不宜在提问过程中给出个人评论性意见或建议。
- 委员的提问不要打断其他人的发言。
- 研究者应当对提问做出回应；委员可以追问。
- 独立顾问就审查项目的咨询问题陈述意见，并回答委员的问题。
- 与审查项目存在利益冲突的委员可以发表意见并回答其他委员的提问。

5.5 会议审查项目：讨论

- 审查项目进入讨论环节，研究者、申办者、独立顾问、与审查项目存在利益冲突的委员应当离场。
- 会议主持人首先安排主审委员概述其审查意见，包括年度/定期审查频率。主持人有序安排其他委员讨论发言。主持人最后发表自己的意见。
- 委员讨论发言应当明确阐述自己的审查意见并说明理由。
- 委员每次发言一般不要超过主持人限定的时间（例如不超过 5 分钟），就同一问题发表意见的次数不超过 2 次。
- 在讨论过程中，委员应当充分尊重不同的意见，不能打断其他人的发言，不能质疑动机。
- 会议主持人在每位委员讨论发言后，应当征求其他委员的不同意见。委员的不同意见都应在会议上发表。主持人应当尊重所有委员的意见，鼓励各种不同意见充分发表，平衡安排持不同意见委员的发言机会，安排足够的时间进行讨论。
- 会议主持人应当保证充分的讨论。讨论的“充分”是指尽可能达成委员都可以接受的意见。所谓“都可以接受的意见”是指有同意、修改后同意的审查意见，但没有不同意、终止或者暂停已同意的研究的审查意见。
- 如果有多个事项的意见不能达成一致，委员无法以一次表决完整表达自己的选项（例如，委员讨论对三项修改意见不能达成一致，有的委员仅同意修改其中一项或者两项，无法以一次表决来表达哪个需要修改，哪个不需要修改），主持人可以先安排逐项表决，按多数意见形成明确的修改意见，然后提交审查决定的表决。

- 最后，主持人应当概括审查讨论所形成的明确意见，提请审查决定的表决。

5.6 会议审查项目：表决

5.6.1 决定的程序

- 表决的委员：参加表决的委员应当符合法定人数。只有全程参加研究项目审查会议讨论的委员才能对该项目表决。有利益冲突退出审查会议表决的委员，不计入法定人数。如果在会议期间委员人数不再符合法定人数，则在恢复法定人数之前不能表决。秘书负责确认表决的委员是否符合法定人数。
- 表决的方式：有举手表决，口头表决，电子表决，或书面投票表决。委员不能投弃权票，不能委托表决。
- 表决的选项：同意，必要的修改后同意，不同意，终止或者暂停已同意的研究。
- 决定的票数：审查决定应当超过伦理委员会委员组成人数的半数。如果各种审查意见都不足半数，应当考虑补充材料或信息后，重新审查讨论。

5.6.2 决定意见的定义

- 同意：同意研究项目，或同意修正案，或同意研究继续进行，或同意研究完成。
- 必要的修改后同意：要求对方案及其附属文件进行修改或澄清，然后提交复审。
- 不同意：不同意研究方案，不同意修正案。
- 终止或者暂停已同意的研究：终止是指伦理委员会永久停止已同意研究的所有活动。暂停是指伦理委员会暂时停止已同意研究的部分或所有活动。此外，还包括伦理委员会“同意”研究者/申办者提出的终止或者暂停已同意的研究。

5.6.3 决定意见的标准

- 同意：符合伦理审查同意研究的标准：
  - ✧ 研究具有科学价值和社会价值。
  - ✧ 受试者的风险最小化。
    - ▲ 通过采用与合理的研究设计相一致，且避免受试者暴露于不必要风险的研究程序，使受试者的风险减少到最低限度。
    - ▲ 在任何适当的情况下，通过采用受试者诊断或治疗需要执行的程序，使受试者的风险减少到最低限度。
  - ✧ 受试者的风险与其参加研究的预期获益（如有）以及可以合理预期产生的知识的重要性相比是合理的。
  - ✧ 在适当的情况下，研究有合适的数据安全监查计划。
  - ✧ 基于对研究目的，进行研究的环境，涉及弱势人群研究的特殊问题，选择标准和招募程序的考虑，确认受试者的选择是公平的。
  - ✧ 将征求每位潜在受试者或其监护人的知情同意，获取知情同意过程的计划安排和知情同意文件提供的信息符合规范要求，并有适当的文件证明知情同意。
  - ✧ 在适当的情况下，研究有合适的规定以保护受试者的隐私。

  ✧ 在适当的情况下，研究有合适的规定以维护数据的机密性。
  ✧ 当部分或所有受试者可能容易受到胁迫或不当影响时，研究包括附加的保护措施，以保护这些受试者的权益和安全。
- 必要的修改后同意：要求对方案及其附属文件进行必要的修改或澄清，以满足同意研究的标准。
- 不同意：研究本身不符合伦理审查同意研究的标准，或即使通过修改方案或补充材料信息，也无法满足“同意”研究的标准。
- 终止或者暂停已同意的研究：研究项目不再满足、或难以确定是否继续满足“同意”研究的标准。研究过程中出现重大问题，需要暂停后进行再次评估。“暂停研究”可以仅仅是暂停入组新的受试者。伦理委员会可以终止或者暂停对受试者造成非预期的严重伤害的研究，或者未按法规和伦理委员会要求实施的研究。

6. 相关文件
- IRB ZD/02.02/04.0 审查会议规则
- IRB SOP/03.05/04.0 审查会议事务
- IRB SOP/03.06/04.0 审查会议记录

7. 附件表格
无

<table>
<tr><td colspan="2">研究伦理委员会
标准操作规程</td><td>文件编号</td><td>IRB SOP/03.08/04.0</td></tr>
<tr><td>编写者</td><td></td><td>版本号</td><td>4.0</td></tr>
<tr><td>审核者</td><td></td><td>批准日期</td><td></td></tr>
<tr><td>批准者</td><td></td><td>生效日期</td><td></td></tr>
</table>

快速审查

1. 目的

为使伦理委员会快速审查的主审、主审综合意见的处理、会议报告等工作有章可循，特制定本规程，以从程序上保证伦理委员会的快速审查工作的效率和质量。

2. 范围

本 SOP 适用于送审项目的审查阶段，委员进行快速审查的工作，以及秘书的主审综合意见的处理，提交下次会议报告的工作。

3. 职责

3.1 主审委员

- 审查快审项目的送审文件，记录审查工作表。
- 5 个工作日完成审查，返还审查材料。

3.2 伦理委员会秘书

- 汇总主审委员的审查意见，提请主任委员审签决定文件，或者转为会议审查。

3.3 主任委员

- 审核快速审查意见，签发决定文件。

4. 流程图

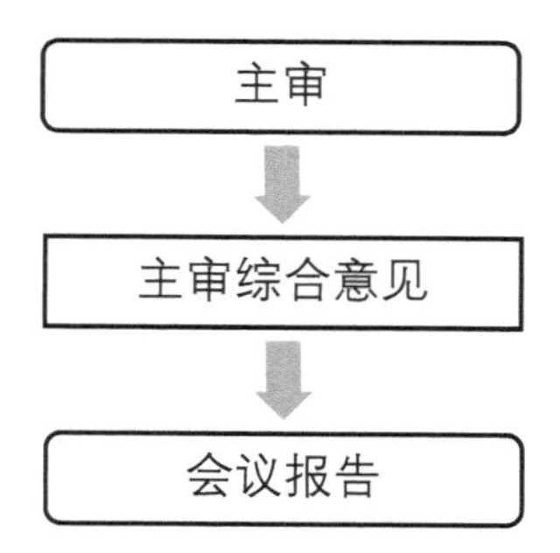

5. 流程的操作细则

5.1 主审

- 审查
  - ✧ 初始审查：主审委员根据伦理审查同意研究的标准进行审查。快速审查同意研究的标准与会议审查相同。

✧ 跟踪审查：主审委员应当确认未发生显著影响临床研究的实施或者增加受试者风险的非预期问题，审查研究项目是否继续满足同意研究的标准。
✧ 复审：主审委员在上次审查意见的基础上进行复审。
✧ 主审委员应当在网络伦理审查管理系统记录相应的审查工作表，或者书面记录审查工作表。
✧ 主审委员可以在主审过程中就其所关注的问题直接与研究者交流，必要时可以到现场访谈有关人员，查阅相关记录，以获取更多的信息。主审委员应当在审查工作表中记录与研究者交流的问题，获取的信息，以及研究者的解释或答复。
✧ 主审委员在主审过程中，认为存在科学审查、受试者社会文化背景等需要咨询的审查问题，应当向伦理委员会办公室提出邀请独立顾问。如果可以不透露所咨询的项目信息，主审委员也可以在主审过程中直接联系专家以获得咨询意见，并应当在审查工作表中记录咨询对象、咨询问题和咨询意见。

- 主审意见
  ✧ 审查意见：同意，必要的修改后同意，不同意，终止或者暂停已批准的研究。
  ✧ 更改审查方式：提交会议审查。
  ✧ 年度/定期审查频率：根据研究的风险程度，确定年度/定期审查的频率，最长不超过 12 个月。
- 主审时限
  ✧ 5 个工作日完成主审。
- 返还审查文件
  ✧ 主审委员完成审查，及时将整套送审文件、记录完成的审查工作表返还秘书。

5.2 主审综合意见

- 秘书汇总主审委员的审查意见，记录 AF/SW-05/04.0 快审主审综合意见。
- 审查意见一致，均为“同意”
  ✧ 提请主任委员审核、签发“同意”的决定文件。
- 审查意见一致，均为“必要的修改后同意”
  ✧ 提请主任委员审核、签发“必要的修改后同意”的决定文件。
- 审查意见不一致，1 个“同意”，1 个“必要的修改后同意”
  ✧ 办公室协调主审委员沟通审查意见，尽量达成一致。
  ✧ 如果主审委员意见达成一致，按一致的主审意见处理。
  ✧ 如果主审委员意见不一致，提请主任委员审核决定，签发“同意”或者“必要的修改后同意”的决定文件。
- 审查意见有：“不同意”，“终止或者暂停已批准的研究”，“提交会议审查”
  ✧ 该快速审查项目的审查方式转为会议审查。
- 处理时限
  ✧ 自快审主审完成日起，3 个工作日完成主审综合意见的处理。

5.3 会议报告

- 主任委员签发决定文件的快审项目，安排下次会议报告。

6. 相关文件

无

7. 附件表格

- AF/SW-05/04.0 快审主审综合意见

研究伦理委员会 **标准操作规程**		文件编号	IRB SOP/03.09/04.0
编写者		版本号	4.0
审核者		批准日期	
批准者		生效日期	

传达审查决定

1. 目的

为使伦理委员会办公室起草审查决定文件、审签决定文件、传达审查决定的工作有章可循，特制定本规程，以从程序上保证伦理委员会办公室能够有效、及时地传达审查决定。

2. 范围

本 SOP 适用于送审项目的传达决定阶段，伦理委员会办公室传达审查决定的工作。

3. 职责

3.1 伦理委员会秘书

- 起草审查决定文件。
- 确定必须书面传达的审查决定。
- 传达审查决定。

3.2 主任委员，会议主持人

- 审核伦理审查的决定文件，签名并注明日期。
- 主任委员因故没有主持审查会议时，由副主任委员或授权的委员担任会议主持人，并审核、签署会议审查项目的决定文件。

4. 流程图

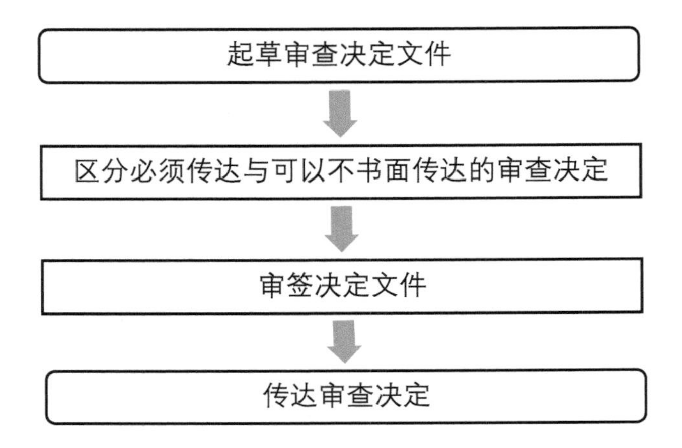

5. 流程的操作细则

5.1 起草审查决定文件

- 秘书依据会议记录，在网络伦理审查管理系统起草 AF/SW-07/04.0 伦理审查意见，或者使用其他办公软件，按模板起草伦理审查意见。
- 决定文件的名称：伦理审查意见。
- 一般信息：审查意见号（同“受理号”），审查的研究项目名称、项目来源、研究者、研究机构，送审文件（含版本号），送审的受理日期，审查类别，审查方式，审查同意的文件（含版本号），伦理委员会的名称和地址，参与项目审查的委员姓名。
- 合规性声明：伦理委员会的组织和运行符合 GCP 和现行的法律法规的声明。
- 审查意见
  - ✧ 肯定性决定（同意）：告知批准的事项，对研究者和申办者实施研究的要求，以及跟踪审查的要求。
  - ✧ 条件性决定（必要的修改后同意）：具体说明修改的文件和意见，以及修改后提交复审的程序，并说明复审的审查方式。
  - ✧ 否定性决定（不同意，终止或者暂停已经批准的临床研究）：必须清楚地说明否定的理由和伦理审查的相关考虑，并告知研究者和申办者如果有不同意见，可就有关事项做出解释，提交复审申请。
- 年度/定期审查的频率，并标注起止日期
  - ✧ 起止日期的计算方法：起始日期以初始审查同意研究的决定文件的签发日期为准，截止日期是期限内的最后日期。例如，初始审查的决定文件签发日期是 1999 年 12 月 2 日，年度/定期审查频率一年，截止日期是 2000 年 12 月 1 日。如果年度/定期审查同意研究继续进行，起始日期以上次的截止日期的次日为准，即 2000 年 12 月 2 日。如果修正案审查、安全性审查、偏离方案审查决定中途调整年度/定期审查频率，起始日期以调整的决定文件签发日期为准。
- 同意研究的有效期，并标注起止日期
  - ✧ 伦理委员会办公室根据预计的研究周期确定同意研究的有效期，或者采用与年度/定期审查频率相同的时限确定同意研究的有效期。
  - ✧ 有效期起止日期的计算方法，与年度/定期审查的频率相同。
- 伦理委员会办公室的联系方式。
- 起草的审查决定文件交由另一名秘书核对，确认一般信息正确，审查意见内容与会议记录一致。
- 网络伦理审查管理系统可以自动生成肯定性决定（同意）的决定文件（参见 IRB SOP/02.02/04.0 网络伦理审查管理系统）。

5.2 区分必须传达与可以不书面传达的审查决定

- 秘书根据决定类别和审查类别，区分是属于必须传达的审查决定，还是可以不书面传达的审查决定。
- 必须传达的审查决定

  - ✧ 条件性或否定性决定（必要的修改后同意，终止或者暂停已批准的研究，不同意）。
  - ✧ 肯定性决定（同意，包括同意研究项目，同意修正案，同意研究继续进行），并且审查类别属于初始审查，修正案审查，年度/定期审查，以及上述审查类别审查后的复审。
- 可以不书面传达的审查决定
  - ✧ 肯定性决定（同意研究继续进行，或者同意研究完成），并且审查类别属于安全性审查及其复审，偏离方案审查及其复审，研究完成审查，或者伦理委员会同意研究者/申办者提出的终止或者暂停研究。
  - ✧ 应研究者或者申办者的要求，秘书应当提供可以不书面传达的伦理审查意见的书面文件。

5.3 审签决定文件

- 必须传达的审查决定文件打印两份，可以不书面传达的审查决定文件打印一份。
- 审查决定文件提请主任委员审核、签字并注明日期。
- 主任委员因故没有主持会议的审查，审查决定文件由审查会议主持人审核、签字并注明日期。

5.4 传达审查决定

- 制作决定文件
  - ✧ 份数：一般申办者/CRO、（本机构的）研究者、研究管理部门、伦理委员会各1份。如果申办者或研究者特别要求增加若干份，应当予以满足。
  - ✧ 复印：以主任委员或审查会议主持人亲笔签字的审查决定文件作为原件，复印所需的份数。
  - ✧ 盖章：原件和复印件均加盖伦理委员会的红章。一份伦理审查决定文件的原件应当给伦理审查的申请人（药物/医疗器械临床试验的伦理审查申请人为申办者，科研课题为课题负责人），另一份原件由伦理委员会办公室存入审查项目档案。
- 传达对象
  - ✧ 审查决定文件送达（本机构）研究者和研究管理部门。收件人在AF/SW-08/04.0伦理审查决定文件签收表上签收。
  - ✧ 申办者可以从研究者或者临床试验机构处获取伦理审查的决定文件（原件）。
- 传达时限
  - ✧ 会议审查：审查决定后5个工作日内完成决定的传达。
  - ✧ 快速审查、紧急会议审查：审查决定后及时传达，最长不超过3个工作日。
  - ✧ 如果研究者和申办者要求提前传达“同意”的决定，应当尽快传达。
- 沟通交流
  - ✧ 如果研究者对伦理审查意见有疑问，秘书应当向研究者解释审查决定的依据。某一伦理问题的以往处理措施不再适用时，应当做出清晰、合理的解释。
  - ✧ 如果研究者对伦理审查意见有异议，秘书应当告知研究者，如果有不同意见，可以提交复审，还可以通过电子邮件，电话，或约谈的方式，与委员进行直接的沟通交流。

✧ 伦理委员会“暂停研究”的项目，秘书应当告知研究者，在没有得到伦理委员会重新同意前，不能开始继续研究。

- 秘书在网络伦理审查管理系统发布送审项目的伦理审查意见，研究者可以查阅其送审项目历次审查的伦理审查意见，研究管理部门可以查阅其管理的所有研究项目历次审查的伦理审查意见。

6. 相关文件

- IRB SOP/02.02/04.0 网络伦理审查管理系统

7. 附件表格

- AF/SW-07/04.0 伦理审查意见
- AF/SW-08/04.0 伦理审查决定文件签收表

研究伦理委员会 标准操作规程		文件编号	IRB SOP/03.10/04.0
编写者		版本号	4.0
审核者		批准日期	
批准者		生效日期	

存档审查文件

1. 目的

为使伦理委员会办公室回收、处理、存档审查文件的工作有章可循，特制定本规程，以从程序上保证办公室对送审项目的文件档案管理工作符合规范要求。

2. 范围

本 SOP 适用于送审项目的文件存档阶段，伦理委员会办公室存档审查文件的工作。

3. 职责

3.1 伦理委员会秘书

- 回收送审项目的送审材料，审查/咨询工作表。
- 存档一份送审材料，存档审查/咨询工作表。
- 处理其余的送审材料。

4. 流程图

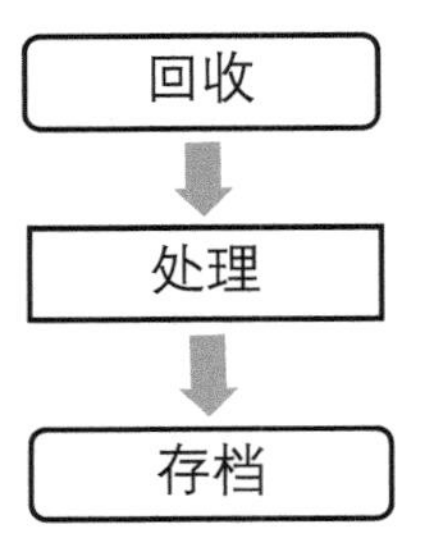

5. 流程的操作细则

5.1 回收

- 秘书负责回收会议审查项目和快速审查项目的审查文件。
- 主审材料
  - ✧ 回收主审委员的送审材料，确认与审查项目送达主审的材料份数一致。
  - ✧ 回收主审项目的审查工作表，确认主审委员记录并签署了审查工作表。
- 预审材料
  - ✧ 回收委员的送审材料，确认与审查项目送达预审的材料份数一致。
- 咨询材料
  - ✧ 回收独立顾问的咨询材料，确认与咨询项目送达咨询的材料份数一致。
  - ✧ 回收咨询项目的咨询工作表，确认独立顾问记录并签署了咨询工作表，以及附录的利益冲突声明和保密承诺。

5.2 处理

- 处理送审材料
  - ✧ 除保留一份加盖“受理章”的送审材料原件外，其余销毁。
  - ✧ 如果申办者要求返还审查后多余的送审材料，应当予以满足。
- 审查同意的文件加盖同意章
  - ✧ 加盖受理章的送审文件中、经伦理审查同意的文件右上角加盖“审查同意章”。
- 复印会议签到表
  - ✧ 以委员亲笔签到的审查会议签到表为原件，按会议审查的项目数复印相应的份数。会议签到表复印件下面标注：与会议签到表原件核对一致，秘书签字并注明日期。
  - ✧ 如果审查项目文档不要求重复存档会议签到表，可以不复印会议签到表。
- 制作审查项目的会议记录副本
  - ✧ 以主任委员或会议主持人亲笔审签的会议记录为原件，按照会议审查的项目，分别摘录其中的一般信息和项目的审查信息，形成审查项目的会议记录副本。
  - ✧ 或者，秘书在网络伦理审查管理系统整理会议记录，系统自动生成审查项目的会议记录副本（参见 IRB SOP/02.02/04.0 网络伦理审查管理系统），可以下载打印。
  - ✧ 审查项目的会议记录副本下面标注：与会议记录原件对应的审查项目记录核对一致，秘书签字并注明日期。
  - ✧ 如果审查项目文档不要求重复存档审查项目的会议记录，可以不制作审查项目的会议记录副本。

5.3 存档

- 审查会议文件夹
  - ✧ 会议日程，会议签到表原件，（经会议审核确认的）会议记录原件。
- 审查项目文档：按审查项目存档。每一审查项目按送审类别的时间先后排序，采用分隔页区分不同的审查类别。
- 会议审查项目存档文件
  - ✧ 送审文件：加盖“受理章”的送审材料，其中审查同意的文件加盖“审查同意章”。
  - ✧ 审查工作表，咨询工作表。
  - ✧ 会议签到表的复印件（如要求审查项目存档）。
  - ✧ 会议审查决定表（含投票单）。
  - ✧ 审查项目的会议记录副本（如要求审查项目存档）。
  - ✧ 伦理审查决定文件原件：主任委员亲笔签署的伦理审查意见，加盖伦理委员会的红章。
- 快速审查项目存档文件
  - ✧ 送审文件：加盖“受理章”的送审材料，其中审查同意的文件加盖“审查同意章”。
  - ✧ 审查工作表，咨询工作表。

  - ✧ 快审主审综合意见。
  - ✧ 伦理审查决定文件原件：主任委员亲笔签署的伦理审查意见，加盖伦理委员会的红章。
- 建立/更新审查项目档案的目录。

6. 相关文件

- IRB SOP/02.02/04.0 网络伦理审查管理系统

7. 附件表格

无

第四类 伦理审查的类别

研究伦理委员会 标准操作规程		文件编号	IRB SOP/04.01/04.0
编写者		版本号	4.0
审核者		批准日期	
批准者		生效日期	

初始审查

1. 目的

为使伦理委员会初始审查的受理、处理、审查、传达决定、文件存档的工作有章可循，特制定本规程，以从程序上保证初始审查工作的规范性。

2. 范围

涉及人的生物医学研究项目，研究者应当在研究开始前提交伦理审查，经审查同意后方可实施。

本 SOP 适用于伦理委员会对送审项目的初始审查申请所进行的审查。

3. 职责

3.1 伦理委员会办公室

- 秘书受理送审材料。
- 办公室主任或者具有相关职业经验的秘书负责决定审查方式，选择主审委员，邀请独立顾问。
- 秘书为委员审查的事务工作提供服务。
- 秘书传达审查决定。
- 秘书存档审查文件。

3.2 主审委员

- 审查主审项目的送审文件，记录审查工作表。
- 会议审查的讨论环节首先发表自己的审查意见。

3.3 独立顾问

- 受邀担任独立顾问，记录咨询工作表。
- 应主审委员询问，直接提供咨询意见。

3.4 委员

- 会前对审查项目进行预审。
- 参与会议审查的提问和讨论，发表审查意见。

- 参与会议审查的表决。

3.5 主任委员
- 主持审查会议。
- 审签会议记录。
- 审核、签发审查决定文件。

4. 流程图

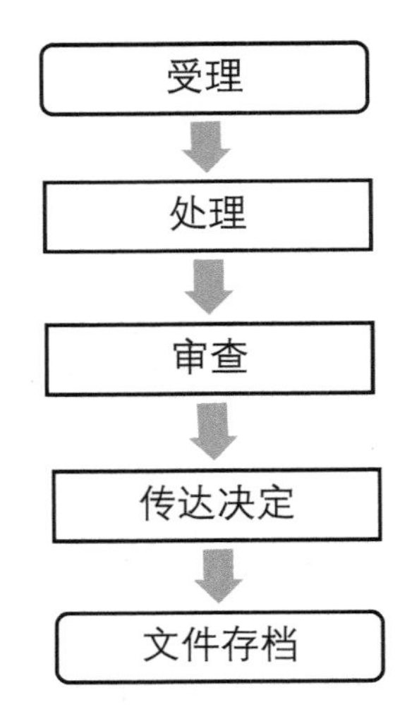

5. 流程的操作细则

5.1 受理
- 秘书审核确认送审文件的完整性
  - ✧ 初始审查申请的送审文件：AF/SS-02/04.0 初始审查申请表，临床研究方案，知情同意书，招募受试者的材料，提供给受试者的其他书面资料，病例报告表，研究者手册，现有的安全性资料，包含受试者补偿和支付信息的文件，研究者资格的证明文件，AF/ZZ-03/04.0 研究经济利益冲突声明（研究者，研究人员），伦理委员会履行其职责所需要的其他文件，例如，其他伦理委员会对研究的修改意见或否定性意见；政府药品监督管理部门的临床试验通知书；药审中心沟通交流会议纪要。
  - ✧ 送审材料应当同时提交书面和 PDF 格式的电子文件。秘书审核确认上传网络伦理审查管理系统的送审材料 PDF 格式电子文件名称与书面文件名称一致。
- 秘书审核确认送审文件的以下要素：
  - ✧ 初始审查申请表记录完整，研究者签名并注明日期。
  - ✧ 研究方案、知情同意书、招募广告、提供给受试者的其他书面资料、病例报告表、研究者手册等送审文件注明版本号和版本日期。
  - ✧ 研究者履历是最新的，本人签名并注明日期。
  - ✧ 研究者已经在送审材料上签阅并注明日期。
  - ✧ 送审文件的语言是中文。

✧ 如果没有送审的电子文件，书面送审文件的份数与伦理委员会委员组成人数相同。

- 秘书受理送审项目，应当当场审核并发送补充送审材料通知，或者受理通知。
- 受理的送审项目材料，存放在“待审”文件柜。

参见 IRB SOP/03.01/04.0 受理送审项目。

5.2 处理

5.2.1 选择审查方式：根据以下标准，决定送审项目的审查方式。

- 会议审查的标准
  ✧ 受试者风险大于最低风险，或者涉及弱势人群和个人隐私及敏感性问题的研究。
- 快速审查的标准
  ✧ 受试者风险不大于最低风险，且不涉及弱势人群和个人隐私及敏感性问题的研究。例如：
    ▲ 手指、脚后跟、耳垂的血样采集；静脉采血则需在考虑年龄、体重、健康状况、采血程序、采血总量和采血频率等因素后，判断不大于最低风险。
    ▲ 通过无创手段、前瞻性采集用于研究的生物学标本，例如头发、指甲、唾液、痰液等。
    ▲ 通过临床实践常规的非侵入性手段进行的数据采集，且不涉及全麻、镇静、X 线或微波的手段。如果使用医疗器械，必须是经过批准上市的医疗器械，如磁共振成像、心电图、脑电图、温度计、超声、红外诊断成像、多普勒血液流变、超声心动图等。
    ▲ 因研究目的而进行的声音、视频、数字或者影像记录的数据采集。
    ▲ 使用既往收集的材料（数据、文件、记录或标本）的研究。
    ▲ 采用调查、访谈方法的研究。
- 快速审查转为会议审查
  ✧ 快速审查如果有否定性意见，或主审委员提出需要会议审查，快速审查项目应当转入会议审查。
- 如果组织机构之间签订了多中心临床研究协作伦理审查协议，按照协议约定的中心伦理委员会和其他参加单位伦理委员会的审查职责分工，以及本机构的角色，采用相应的审查方式。

参见 IRB SOP/03.02/04.0 选择审查方式。

5.2.2 选择主审委员

- 初始审查选择 2 名主审委员
  ✧ 选择医药专业背景委员主审研究方案。
  ✧ 优先选择非医药专业背景委员主审知情同意书。
  ✧ 涉及特定的社会文化、法律法规、或弱势人群的研究项目，应当至少有 1 名具有相关知识的委员担任主审，或邀请具备相关知识的独立顾问提供咨询意见。
- 只有具备职业能力的、有经验的委员才能担任快速审查项目的主审委员。
- 秘书应当为主审委员准备研究项目初始审查的整套送审文件，以及方案审查工作表，相应的知情同意审查工作表（见 7. 附件表格），其中科研项目为 AF/SC-02/04.0 知情同意审查工作表（涉及人的生物医学研究），药物临床试验为 AF/SC-03/04.0 知情同意审查工作表（药物临床试验）。

参见 IRB SOP/03.03/04.0 选择主审委员。

5.2.3 咨询独立顾问

- 办公室主任或者具有相关职业经验的秘书发现送审项目的受试者与委员的社会文化背景明显不同，或者送审项目与委员的专业背景有很大的差异，存在需要咨询的审查问题，确定邀请独立顾问的事宜。适当时，与主审委员协商确定咨询问题。
- 主审委员在主审过程中发现存在科学审查、受试者社会文化背景（例如民族文化，儿童心理等）等需要咨询的审查问题，可以向伦理委员会办公室提出邀请独立顾问。
- 秘书为独立顾问准备并及时送达项目咨询问题相关的送审文件，以及 AF/SC-13/04.0 独立顾问咨询工作表。
- 如果可以不透露所咨询的项目信息，主审委员也可以在主审过程中直接联系专家以获得咨询意见，并应当在审查工作表中记录咨询对象、咨询问题和咨询意见。

参见 IRB SOP/03.04/04.0 邀请独立顾问。

5.3 审查

5.3.1 程序

- 会议审查：参见 IRB SOP/03.05/04.0 审查会议事务，IRB SOP/03.06/04.0 审查会议记录，IRB SOP/03.07/04.0 会议审查。
- 快速审查：参见 IRB SOP/03.08/04.0 快速审查。
- 主审：本机构为多中心临床研究的参加单位，组长单位伦理委员会或者中心伦理委员会已经同意了研究项目，如果主审委员认为需要对研究方案进行某些修改，应当尽可能在审查会议前，与研究者、申办者、组长单位伦理委员会或者中心伦理委员会进行沟通，听取他们对这些问题的考虑。

5.3.2 审查要素

所有涉及人的生物医学研究项目，不论其经费资助来源、研究类型，或研究实施地点，都应当采用相同的标准进行审查。快速审查同意研究的标准与会议审查相同。

伦理审查同意研究的标准：

- 研究具有科学价值和社会价值。
- 受试者的风险最小化。
    - ✧ 通过采用与合理的研究设计相一致，且避免受试者暴露于不必要风险的研究程序，使受试者的风险减少到最低限度。
    - ✧ 在任何适当的情况下，通过采用受试者诊断或治疗需要执行的程序，使受试者的风险减少到最低限度。
- 受试者的风险与其参加研究的预期获益（如有）以及可以合理预期产生的知识的重要性相比是合理的。
- 在适当的情况下，研究有合适的数据安全监查计划。

- 基于对研究目的，进行研究的环境，涉及弱势人群研究的特殊问题，选择标准和招募程序的考虑，确认受试者的选择是公平的。
- 将征求每位潜在受试者或其监护人的知情同意，获取知情同意过程的计划安排和知情同意文件提供的信息符合规范要求，并有适当的文件证明知情同意。
- 在适当的情况下，研究有合适的规定以保护受试者的隐私。
- 在适当的情况下，研究有合适的规定以维护数据的机密性。
- 当部分或所有受试者可能容易受到胁迫或不当影响时，研究包括附加的保护措施，以保护这些受试者的权益和安全。
  - ✧ 例如，涉及胎儿的研究，审查意见可以要求伦理委员会或第三方观察知情同意的过程。参见 IRB SOP/05.01/ 04.0 现场访查。

5.3.3 审查决定

- 审查意见：同意（同意研究项目），必要的修改后同意，不同意。
- 其他审查意见：观察知情同意的过程。参见 IRB SOP/05.01/04.0 现场访查。
- 年度/定期审查频率：根据预期的研究风险程度，确定年度/定期审查的频率，最长不超过 12 个月。

5.4 传达决定

- 秘书应当及时将伦理审查决定的书面文件送达（本机构）研究者和研究管理部门。申办者可以从研究者或者临床试验机构处获取伦理审查的决定文件（原件）。

参见 IRB SOP/03.09/04.0 传达审查决定。

5.5 文件存档

- 秘书负责按项目存档审查文件。

参见 IRB SOP/03.10/04.0 存档审查文件。

6. 相关文件

- IRB SOP/03.01/04.0 受理送审项目
- IRB SOP/03.02/04.0 选择审查方式
- IRB SOP/03.03/04.0 选择主审委员
- IRB SOP/03.04/04.0 邀请独立顾问
- IRB SOP/03.05/04.0 审查会议事务
- IRB SOP/03.06/04.0 审查会议记录
- IRB SOP/03.07/04.0 会议审查
- IRB SOP/03.08/04.0 快速审查
- IRB SOP/03.09/04.0 传达审查决定
- IRB SOP/03.10/04.0 存档审查文件
- IRB SOP/05.01/04.0 现场访查

7. 附件表格

- AF/SS-02/04.0 初始审查申请表
- AF/ZZ-03/04.0 研究经济利益冲突声明（研究者，研究人员）
- AF/SC-01/04.0 方案审查工作表
- AF/SC-02/04.0 知情同意审查工作表（涉及人的生物医学研究）
- AF/SC-03/04.0 知情同意审查工作表（药物临床试验）
- AF/SC-04/04.0 知情同意审查工作表（可识别数据和标本的存储维护二次研究使用的泛知情同意）
- AF/SC-05/04.0 变更或豁免知情同意审查工作表
- AF/SC-13/04.0 独立顾问咨询工作表

<table>
<tr><td colspan="2">研究伦理委员会
标准操作规程</td><td>文件编号</td><td>IRB SOP/04.02/04.0</td></tr>
<tr><td>编写者</td><td></td><td>版本号</td><td>4.0</td></tr>
<tr><td>审核者</td><td></td><td>批准日期</td><td></td></tr>
<tr><td>批准者</td><td></td><td>生效日期</td><td></td></tr>
</table>

修正案审查

1. 目的

为使伦理委员会修正案审查的受理、处理、审查、传达决定、文件存档的工作有章可循，特制定本规程，以从程序上保证修正案审查工作的规范性。

2. 范围

研究过程中若变更研究者，或对研究方案、知情同意书、招募材料、以及提供给受试者的其他书面资料的修改，研究者应当获得伦理委员会同意后执行，除非研究方案的修改仅涉及研究管理或后勤方面，例如更换监查员、变更电话号码、变更药品批号。

为避免研究对受试者的紧急危害，研究者可在伦理委员会同意前修改研究方案，事后应当及时将修改研究方案的情况及原因报告伦理委员会。

本 SOP 适用于伦理委员会对送审项目的修正案申请所进行的审查。

3. 职责

3.1 伦理委员会办公室

- 秘书受理送审材料。
- 办公室主任或者具有相关职业经验的秘书负责决定审查方式，选择主审委员，邀请独立顾问。
- 秘书为委员审查的事务工作提供服务。
- 秘书传达审查决定。
- 秘书存档审查文件。

3.2 主审委员

- 审查主审项目的送审文件，记录审查工作表。
- 会议审查的讨论环节首先发表自己的审查意见。

3.3 独立顾问

- 受邀担任独立顾问，记录咨询工作表。
- 应主审委员询问，直接提供咨询意见。

3.4 委员

- 会前对审查项目进行预审。
- 参与会议审查的提问和讨论，发表审查意见。

- 参与会议审查的表决。

3.5 主任委员
- 主持审查会议。
- 审签会议记录。
- 审核、签发审查决定文件。

4. 流程图

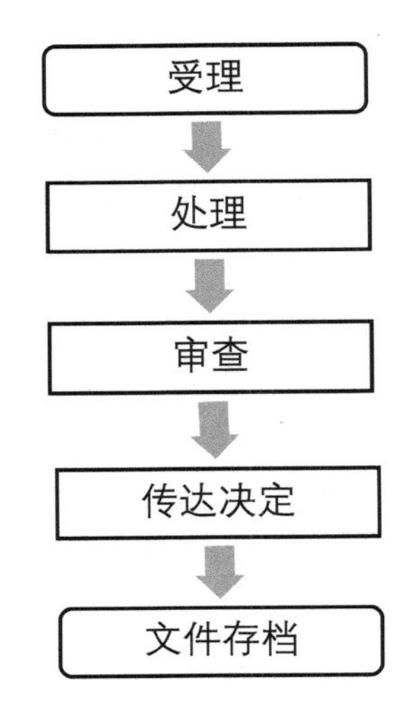

5. 流程的操作细则

5.1 受理
- 秘书审核确认送审文件的完整性
  - ✧ 修正案的送审文件：AF/SS-03/04.0 修正案审查申请表，修正的临床研究方案，修正的知情同意书，修正的招募广告，修正的提供给受试者的书面资料，以及需要伦理审查同意的其他修正文件。
- 秘书审核确认送审文件的以下要素：
  - ✧ 修正案审查申请表记录完整，研究者签名并注明日期。
  - ✧ 修正的方案、修正的知情同意书、修正的招募广告，修正的提供给受试者的书面资料：更新的版本号/版本日期。
  - ✧ 修正的方案、修正的知情同意书、修正的招募广告，修正的提供给受试者的书面资料：以“阴影或下画线”注明修改部分，或者提供修正文件的修正说明页。
  - ✧ 研究者已经在送审材料上签阅并注明日期。
- 秘书受理送审项目，应当当场审核并发送补充送审材料通知，或者受理通知。
- 受理的送审项目材料，存放在“待审”文件柜。

参见 IRB SOP/03.01/04.0 受理送审项目。

5.2 处理

5.2.1 选择审查方式：根据以下标准，决定送审项目的审查方式。

- 会议审查的标准
  - ✧ 为避免研究对受试者紧急危害的修改方案。
  - ✧ 增加受试者风险或显著影响研究实施的修改。
- 快速审查的标准
  - ✧ 已同意的方案的较小修改。所谓较小修改是指该修改不影响同意研究的标准中的任一条款。
  - ✧ 如果多中心临床研究增补的研究中心同意执行伦理审查已经同意的方案，中心伦理委员会可以将增补研究中心视为较小修改而采用快速审查方式。
- 快速审查转为会议审查
  - ✧ 快速审查如果有否定性意见，或主审委员提出需要会议审查，快速审查项目应当转入会议审查。

参见 IRB SOP/03.02/04.0 选择审查方式。

5.2.2 选择主审委员

- 修正案审查选择 1～2 名主审委员。
- 优先选择该项目初始审查的主审委员。
- 秘书为主审委员准备修正案的整套送审文件，以及 AF/SC-06/04.0 修正案审查工作表。

参见 IRB SOP/03.03/04.0 选择主审委员。

5.2.3 咨询独立顾问

- 办公室主任或者具有相关职业经验的秘书发现送审项目修正后，修正的受试人群与委员的社会文化背景明显不同，或者修正的研究干预和程序的科学问题与委员的专业背景有很大的差异，存在需要咨询的审查问题，确定邀请独立顾问的事宜。适当时，与主审委员协商确定咨询问题。
- 主审委员如果有需要咨询的问题，可以通过办公室邀请独立顾问咨询审查问题。
- 秘书为独立顾问准备并及时送达项目咨询问题相关的送审文件，以及 AF/SC-13/04.0 独立顾问咨询工作表。
- 主审委员如果有需要咨询的问题，也可以直接咨询本项目曾经邀请的独立顾问，或者在不透露所咨询的项目信息的情况下，直接联系其他专家以获得咨询意见，并应当在审查工作表中记录咨询对象、咨询问题和咨询意见。

参见 IRB SOP/03.04/04.0 邀请独立顾问。

5.3 审查

5.3.1 程序

- 会议审查：参见 IRB SOP/03.05/04.0 审查会议事务，IRB SOP/03.06/04.0 审查会议记录，IRB SOP/03.07/04.0 会议审查。
- 快速审查：参见 IRB SOP/03.08/04.0 快速审查。

5.3.2 审查要素

- 受试者的风险
  - ✧ 为消除对受试者的紧急危害的修改方案，评估紧急危害的影响。
  - ✧ 修正案对受试者风险的影响，关注增加受试者风险的修改。
  - ✧ 修正案对受试者获益的影响，关注降低受试者获益的修改。
- 研究的实施
  - ✧ 修正案对研究实施的影响，关注显著影响研究实施的修改。
  - ✧ 修正案是否存在可能影响受试者继续参与研究意愿的新信息，是否有必要修改知情同意书，是否有必要重新获取知情同意。
- 修正案是否继续满足伦理审查同意研究的标准。

5.3.3 审查决定

- 审查意见：同意（同意修正案），必要的修改后同意，不同意，终止或者暂停已同意的研究。
- 年度/定期审查频率：根据修正案对研究风险程度变化的影响，必要时调整年度/定期审查的频率，最长不超过 12 个月。

5.4 传达决定

- 秘书应当及时将伦理审查决定的书面文件送达（本机构）研究者和研究管理部门。申办者可以从研究者或者临床试验机构处获取伦理审查的决定文件（原件）。

参见 IRB SOP/03.09/04.0 传达审查决定。

5.5 文件存档

- 秘书负责按项目存档审查文件。

参见 IRB SOP/03.10/04.0 存档审查文件。

6. 相关文件

- IRB SOP/03.01/04.0 受理送审项目
- IRB SOP/03.02/04.0 选择审查方式
- IRB SOP/03.03/04.0 选择主审委员
- IRB SOP/03.04/04.0 邀请独立顾问
- IRB SOP/03.05/04.0 审查会议事务
- IRB SOP/03.06/04.0 审查会议记录
- IRB SOP/03.07/04.0 会议审查
- IRB SOP/03.08/04.0 快速审查
- IRB SOP/03.09/04.0 传达审查决定
- IRB SOP/03.10/04.0 存档审查文件

7. 附件表格

- AF/SS-03/04.0 修正案审查申请表
- AF/SC-06/04.0 修正案审查工作表
- AF/SC-13/04.0 独立顾问咨询工作表

研究伦理委员会 标准操作规程		文件编号	IRB SOP/04.03/04.0
编写者		版本号	4.0
审核者		批准日期	
批准者		生效日期	

年度/定期审查

1. 目的

为使伦理委员会年度/定期审查的受理、处理、审查、传达决定、文件存档的工作有章可循，特制定本规程，以从程序上保证年度/定期审查工作的规范性。

2. 范围

研究者应当向伦理委员会提交临床研究的年度报告，或者按照伦理审查意见所要求的年度/定期审查频率提交研究进展报告。如果伦理审查同意研究的有效期到期，可以通过年度报告或研究进展报告申请延长有效期。

本 SOP 适用于伦理委员会对送审项目的年度报告或研究进展报告所进行的审查。

3. 职责

3.1 伦理委员会办公室

- 秘书受理送审材料。
- 办公室主任或者具有相关职业经验的秘书负责决定审查方式，选择主审委员。
- 秘书为委员审查的事务工作提供服务。
- 秘书传达审查决定。
- 秘书存档审查文件。

3.2 主审委员

- 审查主审项目的送审文件，记录审查工作表。
- 会议审查的讨论环节首先发表自己的审查意见。

3.3 独立顾问

- 应主审委员询问，直接提供咨询意见。
- 受邀担任独立顾问，记录咨询工作表。

3.4 委员

- 会前对审查项目进行预审。
- 参与会议审查的提问和讨论，发表审查意见。
- 参与会议审查的表决。

3.5 主任委员

- 主持审查会议。
- 审签会议记录。
- 审核、签发审查决定文件。

4. 流程图

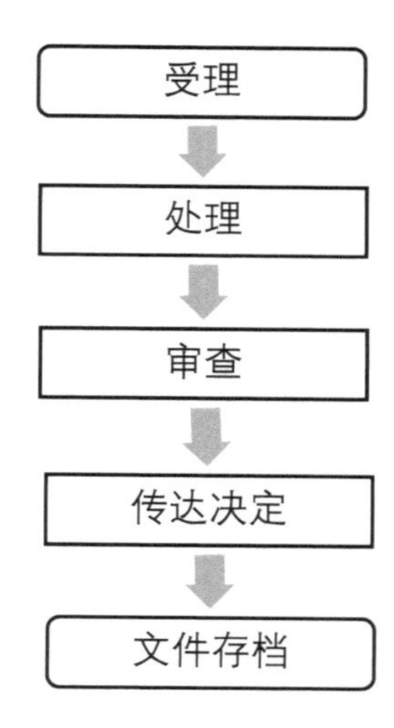

5. 流程的操作细则

5.1 受理

- 秘书审核确认送审文件的完整性
  - ✧ 年度/定期审查的送审文件：AF/SS-04/04.0 年度报告/研究进展报告。
- 秘书审核确认送审文件的以下要素：
  - ✧ 研究者已经在年度报告或研究进展报告上签阅并注明日期。
- 秘书受理送审项目，应当当场审核并发送补充送审材料通知，或者受理通知。
- 受理的送审项目材料，存放在“待审”文件柜。

参见 IRB SOP/03.01/04.0 受理送审项目。

5.2 处理

5.2.1 选择审查方式：根据以下标准，决定送审项目的审查方式。

- 会议审查的标准
  - ✧ 增加受试者风险或显著影响研究实施的非预期问题。
- 快速审查的标准
  - ✧ 没有受试者入组，且未发现额外风险。
  - ✧ 已完成研究相关的干预，研究仅是对受试者的跟踪随访。
  - ✧ 自初始审查或上次年度/定期审查以来，没有发生增加受试者风险或显著影响研究实施的非预期问题。
- 快速审查转为会议审查
  - ✧ 快速审查如果有否定性意见，或主审委员提出需要会议审查，快速审查项目应当转入会议审查。

参见 IRB SOP/03.02/04.0 选择审查方式。

5.2.2 选择主审委员

- 年度/定期审查选择 1 ~ 2 名主审委员。
- 优先选择该项目初始审查的主审委员。
- 秘书为主审委员准备整套审查文件：年度报告或研究进展报告，方案修改的详细说明，以及 AF/SC-07/04.0 年度/定期审查工作表。

参见 IRB SOP/03.03/04.0 选择主审委员。

5.2.3 咨询独立顾问

- 主审委员如果有需要咨询的问题，可以直接咨询本项目曾经邀请的独立顾问，或者在不透露所咨询的项目信息的情况下，直接联系其他专家以获得咨询意见，并应当在审查工作表中记录咨询对象、咨询问题和咨询意见。
- 主审委员还可以通过办公室邀请独立顾问咨询审查问题。

参见 IRB SOP/03.04/04.0 邀请独立顾问。

5.3 审查

5.3.1 程序

- 会议审查：参见 IRB SOP/03.05/04.0 审查会议事务，IRB SOP/03.06/04.0 审查会议记录，IRB SOP/03.07/04.0 会议审查。
- 快速审查：参见 IRB SOP/03.08/04.0 快速审查。

5.3.2 审查要素

- 受试者的风险
  - ✧ 增加受试者风险的非预期问题的累计风险是否可以接受。
- 研究的实施
  - ✧ 显著影响临床研究实施的非预期问题的累计风险是否可以接受。
- 研究是否继续满足伦理审查同意研究的标准。

5.3.3 审查决定

- 审查意见：同意（同意研究继续进行），必要的修改后同意，终止或者暂停已同意的研究。
- 年度/定期审查频率：根据研究过程的风险程度，确定或调整年度/定期审查的频率，最长不超过 12 个月。

5.4 传达决定

- 秘书应当及时将伦理审查决定的书面文件送达（本机构）研究者和研究管理部门。申办者可以从研究者或者临床试验机构处获取伦理审查的决定文件（原件）。

参见 IRB SOP/03.09/04.0 传达审查决定。

5.5 文件存档

- 秘书负责按项目存档审查文件。

参见 IRB SOP/03.10/04.0 存档审查文件。

6. 相关文件

- IRB SOP/03.01/04.0 受理送审项目
- IRB SOP/03.02/04.0 选择审查方式
- IRB SOP/03.03/04.0 选择主审委员
- IRB SOP/03.04/04.0 邀请独立顾问
- IRB SOP/03.05/04.0 审查会议事务
- IRB SOP/03.06/04.0 审查会议记录
- IRB SOP/03.07/04.0 会议审查
- IRB SOP/03.08/04.0 快速审查
- IRB SOP/03.09/04.0 传达审查决定
- IRB SOP/03.10/04.0 存档审查文件

7. 附件表格

- AF/SS-04/04.0 年度报告/研究进展报告
- AF/SC-07/04.0 年度/定期审查工作表

研究伦理委员会 标准操作规程		文件编号	IRB SOP/04.04/04.0
编写者		版本号	4.0
审核者		批准日期	
批准者		生效日期	

安全性审查

1. 目的

为使伦理委员会安全性审查的受理、处理、审查、传达决定、文件存档的工作有章可循，特制定本规程，以从程序上保证安全性审查工作的规范性。

2. 范围

研究者应当向伦理委员会提交申办者提供的安全性报告，包括可疑且非预期严重不良反应报告，其他潜在的严重安全性风险信息的报告，年度安全性报告。

本 SOP 适用于伦理委员会对送审项目的安全性报告所进行的审查。

3. 职责

3.1 伦理委员会办公室

- 秘书受理送审材料。
- 伦理委员会办公室指定 1～2 名医学专业背景的委员负责所有安全性报告的主审。
- 秘书为委员审查的事务工作提供服务。
- 秘书传达审查决定。
- 秘书存档审查文件。

3.2 主审委员

- 受指定的医学专业背景的委员负责所有安全性报告的主审，决定是快审通过，还是提交会议审查。
- 审查主审项目的送审文件，记录审查工作表。
- 会议审查的讨论环节首先发表自己的审查意见。

3.3 独立顾问

- 应主审委员询问，直接提供咨询意见。
- 受邀担任独立顾问，记录咨询工作表。

3.4 委员

- 会前对审查项目进行预审。
- 参与会议审查的提问和讨论，发表审查意见。
- 参与会议审查的表决。

3.5 主任委员

- 主持审查会议。
- 审签会议记录。
- 审核、签发审查决定文件。

4. 流程图

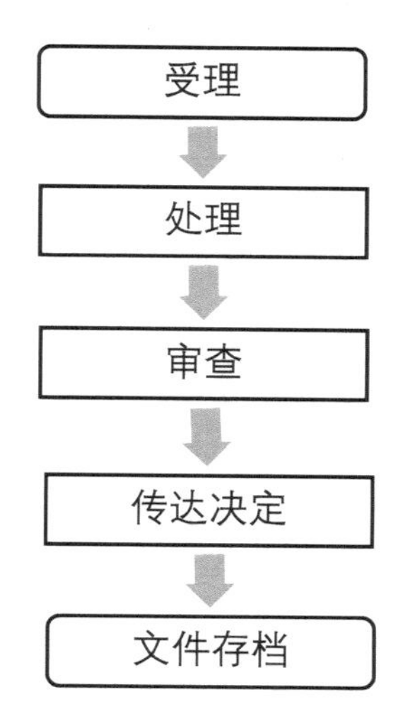

5. 流程的操作细则

5.1 受理

- 秘书审核确认送审文件的完整性
  - ✧ 安全性报告的送审文件：申办者提供的可疑且非预期严重不良反应报告，其他潜在的严重安全性风险信息报告，年度安全性报告。
- 秘书审核确认送审文件的以下要素：
  - ✧ 研究者已经在安全性报告上签阅并注明日期。
- 秘书受理送审项目，应当当场审核并发送补充送审材料通知，或者受理通知。
- 受理的送审项目材料，存放在"待审"文件柜。

参见 IRB SOP/03.01/04.0 受理送审项目。

5.2 处理

5.2.1 选择主审委员

- 伦理委员会办公室指定 1～2 名医学专业背景的委员负责所有安全性报告的主审。
- 秘书为主审委员准备整套审查文件：申办者提供的可疑且非预期严重不良反应报告，其他潜在的严重安全性风险信息报告，年度安全性报告，以及 AF/SC-08/04.0 安全性审查工作表。

参见 IRB SOP/03.03/04.0 选择主审委员。

5.2.2 选择审查方式

医学专业背景的主审委员判断所报告的事件是否增加受试者的风险或显著影响研究的

实施，根据以下标准，决定是快审通过，还是提交会议审查。

- 快审通过的标准
  - ✧ 没有足够的证据证明所报告的安全性事件增加了受试者的风险或显著影响研究的实施。
- 提交会议审查的标准
  - ✧ 有足够的证据证明所报告的安全性事件增加受试者的风险或显著影响研究的实施。
  - ✧ 研究过程中发生危及受试者生命安全的重大非预期问题，必要时可以考虑采取紧急会议审查的方式。

参见 IRB SOP/03.02/04.0 选择审查方式。

5.2.3 咨询独立顾问

- 主审委员如果有需要咨询的问题，可以直接咨询本项目曾经邀请的独立顾问，或者在不透露所咨询的项目信息的情况下，直接联系其他专家以获得咨询意见，并应当在审查工作表中记录咨询对象、咨询问题和咨询意见。
- 主审委员还可以通过办公室邀请独立顾问咨询审查问题。

参见 IRB SOP/03.04/04.0 邀请独立顾问。

5.3 审查

5.3.1 程序

- 会议审查：参见 IRB SOP/03.05/04.0 审查会议事务，IRB SOP/03.06/04.0 审查会议记录，IRB SOP/03.07/04.0 会议审查。
- 快速审查：参见 IRB SOP/03.08/04.0 快速审查。

5.3.2 审查要素

- 受试者的风险
  - ✧ 所报告的安全性事件是否有足够的证据证明增加了受试者的风险。
  - ✧ 试验相关损害受试者的后续医疗与随访安排是否合适。
- 研究的实施
  - ✧ 所报告的安全性事件是否有足够的证据证明显著影响临床研究的实施。
  - ✧ 是否有必要修改方案。
  - ✧ 是否存在可能影响受试者继续参与研究意愿的新信息，是否有必要修改知情同意书，是否有必要重新获取知情同意。
- 研究是否继续满足伦理审查同意研究的标准。

5.3.3 审查决定

- 审查意见：同意（同意研究继续进行），必要的修改后同意，终止或者暂停已同意的研究。
- 年度/定期审查频率：根据安全性事件对研究风险程度变化的影响，必要时调整年度/定期审查的频率，最长不超过 12 个月。

5.4 传达决定

- 秘书应当及时将伦理审查决定的书面文件送达（本机构）研究者和研究管理部门。申办者可以从研究者或者临床试验机构处获取伦理审查的决定文件（原件）。
- 如果审查意见为同意研究继续进行，秘书可以不传达伦理审查意见的书面文件。研究者可以登录网络伦理审查管理系统查阅其送审项目的伦理审查意见，也可以要求秘书提供书面的伦理审查意见。

参见 IRB SOP/03.09/04.0 传达审查决定。

5.5 文件存档

- 秘书负责按项目存档审查文件。

参见 IRB SOP/03.10/04.0 存档审查文件。

6. 相关文件

- IRB SOP/03.01/04.0 受理送审项目
- IRB SOP/03.02/04.0 选择审查方式
- IRB SOP/03.03/04.0 选择主审委员
- IRB SOP/03.04/04.0 邀请独立顾问
- IRB SOP/03.05/04.0 审查会议事务
- IRB SOP/03.06/04.0 审查会议记录
- IRB SOP/03.07/04.0 会议审查
- IRB SOP/03.08/04.0 快速审查
- IRB SOP/03.09/04.0 传达审查决定
- IRB SOP/03.10/04.0 存档审查文件

7. 附件表格

- AF/SC-08/04.0 安全性审查工作表

<table>
<tr><td colspan="2">研究伦理委员会
标准操作规程</td><td>文件编号</td><td>IRB SOP/04.05/04.0</td></tr>
<tr><td>编写者</td><td></td><td>版本号</td><td>4.0</td></tr>
<tr><td>审核者</td><td></td><td>批准日期</td><td></td></tr>
<tr><td>批准者</td><td></td><td>生效日期</td><td></td></tr>
</table>

偏离方案审查

1. 目的

为使伦理委员会偏离方案审查的受理、处理、审查、传达决定、文件存档的工作有章可循，特制定本规程，以从程序上保证偏离方案审查工作的规范性。

2. 范围

为避免研究对受试者的紧急危害，研究者可在伦理委员会同意前偏离研究方案，事后应当及时向伦理委员会报告任何偏离已同意方案之处并作解释。

增加受试者风险或者显著影响临床研究实施的偏离方案，研究者/申办者应当及时向伦理委员会报告。

其他的偏离方案，可以定期汇总向伦理委员会报告。

本 SOP 适用于伦理委员会对送审项目的偏离方案报告所进行的审查。

3. 职责

3.1 伦理委员会办公室

- 秘书受理送审材料。
- 办公室主任或者具有相关职业经验的秘书负责决定审查方式，选择主审委员。
- 秘书为委员审查的事务工作提供服务。
- 秘书传达审查决定。
- 秘书存档审查文件。

3.2 主审委员

- 审查主审项目的送审文件，记录审查工作表。
- 会议审查的讨论环节首先发表自己的审查意见。

3.3 独立顾问

- 应主审委员询问，直接提供咨询意见。
- 受邀担任独立顾问，记录咨询工作表。

3.4 委员

- 会前对审查项目进行预审。
- 参与会议审查的提问和讨论，发表审查意见。
- 参与会议审查的表决。

3.5 主任委员

- 主持审查会议。
- 审签会议记录。
- 审核、签发审查决定文件。

4. 流程图

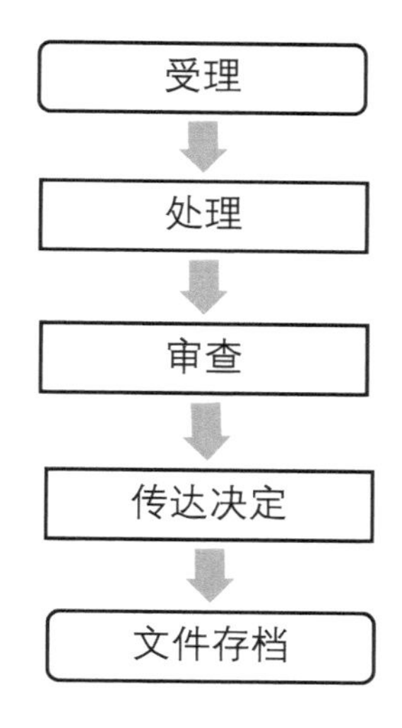

5. 流程的操作细则

5.1 受理

- 秘书审核确认送审文件的完整性
  - ✧ 偏离方案的送审文件：AF/SS-06/04.0 偏离方案报告。
- 秘书审核确认送审文件的以下要素：
  - ✧ 研究者已经在偏离方案报告上签阅，并注明日期。
- 秘书受理送审项目，应当当场审核并发送补充送审材料通知，或者受理通知。
- 受理的送审项目材料，存放在“待审”文件柜。

参见 IRB SOP/03.01/04.0 受理送审项目。

5.2 处理

5.2.1 选择审查方式：根据以下标准，决定送审项目的审查方式。

- 会议审查的标准：增加受试者风险或显著影响研究实施的偏离方案，例如
  - ✧ 为避免研究对受试者紧急危害的偏离方案。
  - ✧ 严重偏离方案：研究纳入了不符合纳入标准或符合排除标准的受试者，符合终止试验规定而未让受试者退出研究，给予错误的治疗或剂量，给予方案禁止的合并用药等情况；或者可能对受试者的权益和安全、以及研究的科学性造成显著影响的情况。
  - ✧ 持续偏离方案（指同一研究人员的同一违规行为在被要求纠正后，再次发生），或者研究者不配合监查/稽查，或者对违规事件不予以纠正。

- 快速审查的标准
  - ✧ 不属于增加受试者风险或显著影响研究实施的偏离方案。
- 快速审查转为会议审查
  - ✧ 快速审查如果有否定性意见，或主审委员提出需要会议审查，快速审查项目应当转入会议审查。

参见 IRB SOP/03.02/04.0 选择审查方式。

5.2.2 选择主审委员

- 偏离方案审查选择 1～2 名主审委员。
- 优先选择该项目初始审查的主审委员。
- 秘书为主审委员准备整套审查文件：偏离方案报告，以及 AF/SC-09/04.0 偏离方案审查工作表。

参见 IRB SOP/03.03/04.0 选择主审委员。

5.2.3 咨询独立顾问

- 主审委员如果有需要咨询的问题，可以直接咨询本项目曾经邀请的独立顾问，或者在不透露所咨询的项目信息的情况下，直接联系其他专家以获得咨询意见，并应当在审查工作表中记录咨询对象、咨询问题和咨询意见。
- 主审委员还可以通过办公室邀请独立顾问咨询审查问题。

参见 IRB SOP/03.04/04.0 邀请独立顾问。

5.3 审查

5.3.1 程序

- 会议审查：参见 IRB SOP/03.05/04.0 审查会议事务，IRB SOP/03.06/04.0 审查会议记录，IRB SOP/03.07/04.0 会议审查。
- 快速审查：参见 IRB SOP/03.08/04.0 快速审查。

5.3.2 审查要素

- 受试者的风险
  - ✧ 为消除对受试者的紧急危害的偏离方案，评估紧急危害的影响。
  - ✧ 偏离方案对受试者风险的影响，关注增加受试者风险的偏离。
  - ✧ 偏离方案对受试者获益的影响，关注降低受试者获益的偏离。
- 研究的实施
  - ✧ 偏离方案对临床研究实施的影响，关注显著影响研究实施的偏离。
  - ✧ 对偏离方案采取的纠正措施是否合适。
  - ✧ 是否有必要修改方案或知情同意书。
  - ✧ 是否要求观察知情同意的过程，观察研究的实施（参见 IRB SOP/05.01/04.0 现场访查）
  - ✧ 是否要求审查意见通知组织机构的研究管理部门，采取必要的管理措施。
- 研究是否继续满足伦理审查同意研究的标准。

5.3.3 审查决定

- 审查意见：同意（同意研究继续进行），必要的修改后同意，终止或者暂停已同意的研究。
- 其他审查意见：观察知情同意的过程，观察研究的实施。审查意见通知组织机构的研究管理部门，采取必要的管理措施。参见 IRB SOP/05.01/04.0 现场访查。
- 年度/定期审查频率：根据偏离方案对研究风险程度变化的影响，必要时调整年度/定期审查的频率，最长不超过 12 个月。

5.4 传达决定

- 秘书应当及时将伦理审查决定的书面文件送达（本机构）研究者和研究管理部门。申办者可以从研究者或者临床试验机构处获取伦理审查的决定文件（原件）。
- 如果审查意见为同意研究继续进行，秘书可以不传达伦理审查意见的书面文件。研究者可以登录网络伦理审查管理系统查阅其送审项目的伦理审查意见，也可以要求秘书提供书面的伦理审查意见。

参见 IRB SOP/03.09/04.0 传达审查决定。

5.5 文件存档

- 秘书负责按项目存档审查文件。

参见 IRB SOP/03.10/04.0 存档审查文件。

6. 相关文件

- IRB SOP/03.01/04.0 受理送审项目
- IRB SOP/03.02/04.0 选择审查方式
- IRB SOP/03.03/04.0 选择主审委员
- IRB SOP/03.04/04.0 邀请独立顾问
- IRB SOP/03.05/04.0 审查会议事务
- IRB SOP/03.06/04.0 审查会议记录
- IRB SOP/03.07/04.0 会议审查
- IRB SOP/03.08/04.0 快速审查
- IRB SOP/03.09/04.0 传达审查决定
- IRB SOP/03.10/04.0 存档审查文件
- IRB SOP/05.01/04.0 现场访查

7. 附件表格

- AF/SS-06/04.0 偏离方案报告
- AF/SC-09/04.0 偏离方案审查工作表

研究伦理委员会 标准操作规程		文件编号	IRB SOP/04.06/04.0
编写者		版本号	4.0
审核者		批准日期	
批准者		生效日期	

终止/暂停研究审查

1. 目的

为使伦理委员会终止/暂停研究审查的受理、处理、审查、传达决定、文件存档的工作有章可循，特制定本规程，以从程序上保证终止/暂停研究审查工作的规范性。

2. 范围

研究者/申办者提前终止或者暂停临床试验，应当及时向伦理委员会报告。

本 SOP 适用于伦理委员会对送审项目的终止/暂停研究报告所进行的审查。

3. 职责

3.1 伦理委员会办公室

- 秘书受理送审材料。
- 办公室主任或者具有相关职业经验的秘书负责决定审查方式，选择主审委员。
- 秘书为委员审查的事务工作提供服务。
- 秘书传达审查决定。
- 秘书存档审查文件。

3.2 主审委员

- 审查主审项目的送审文件，记录审查工作表。
- 会议审查的讨论环节首先发表自己的审查意见。

3.3 独立顾问

- 应主审委员询问，直接提供咨询意见。
- 受邀担任独立顾问，记录咨询工作表。

3.4 委员

- 会前对审查项目进行预审。
- 参与会议审查的提问和讨论，发表审查意见。
- 参与会议审查的表决。

3.5 主任委员

- 主持审查会议。
- 审签会议记录。

- 审核、签发审查决定文件。

4. 流程图

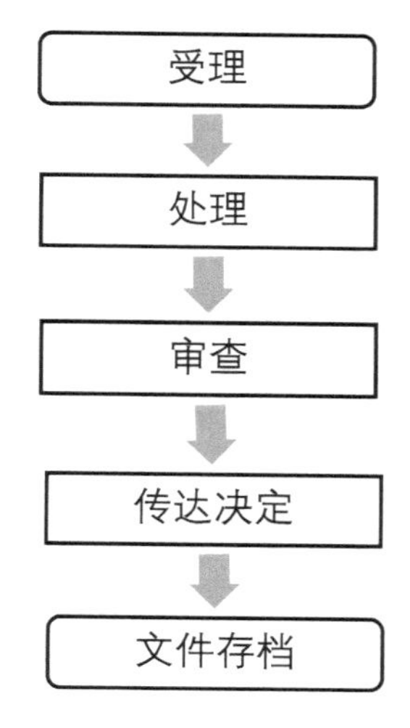

5. 流程的操作细则

5.1 受理

- 秘书审核确认送审文件的完整性
  - ✧ 终止/暂停研究的送审文件：AF/SS-07/04.0 终止/暂停研究报告。
- 秘书审核确认送审文件的以下要素：
  - ✧ 研究者已经在终止/暂停研究报告上签阅，并注明日期。
- 秘书受理送审项目，应当当场审核并发送补充送审材料通知，或者受理通知。
- 受理的送审项目材料，存放在“待审”文件柜。

参见 IRB SOP/03.01/04.0 受理送审项目。

5.2 处理

5.2.1 选择审查方式：根据以下标准，决定送审项目的审查方式。

- 会议审查的标准
  - ✧ 停止入组新的受试者，在研的受试者继续进行研究相关的干预。
- 快速审查的标准
  - ✧ 停止研究相关的干预，研究仅是对受试者的跟踪随访。
  - ✧ （本中心）没有受试者入组，且未发现额外风险。
- 快速审查转为会议审查
  - ✧ 快速审查如果有否定性意见，或主审委员提出需要会议审查，快速审查项目应当转入会议审查。

参见 IRB SOP/03.02/04.0 选择审查方式。

5.2.2 选择主审委员

- 终止/暂停研究审查选择 1～2 名主审委员。

- 优先选择该项目初始审查的主审委员。
- 秘书为主审委员准备整套审查文件：终止/暂停研究报告，以及 AF/SC-10/04.0 终止/暂停研究审查工作表。
- 参见 IRB SOP/03.03/04.0 选择主审委员。

5.2.3 咨询独立顾问

- 主审委员如果有需要咨询的问题，可以直接咨询本项目曾经邀请的独立顾问，或者在不透露所咨询的项目信息的情况下，直接联系其他专家以获得咨询意见，并应当在审查工作表中记录咨询对象、咨询问题和咨询意见。
- 主审委员还可以通过办公室邀请独立顾问咨询审查问题。

参见 IRB SOP/03.04/04.0 邀请独立顾问。

5.3 审查

5.3.1 程序

- 会议审查：参见 IRB SOP/03.05/04.0 审查会议事务，IRB SOP/03.06/04.0 审查会议记录，IRB SOP/03.07/04.0 会议审查。
- 快速审查：参见 IRB SOP/03.08/04.0 快速审查。

5.3.2 审查要素

- 受试者的风险
    - ✧ 安全监测的对象（已入组的全部受试者，还是仅仅在研的受试者）是否合适。
    - ✧ 安全监测的指标与频率是否合适。
    - ✧ 受试者退出研究后的医疗安排是否合适。
    - ✧ 如果允许在研受试者继续完成研究干预，是否合适。
- 研究的实施
    - ✧ 如果允许在研受试者继续完成研究干预，是否有必要重新获取知情同意。
    - ✧ 如果允许在研受试者继续完成研究干预，是否要求在研受试者转给其他研究人员，并在独立的监督下继续研究。
    - ✧ 要求研究者通知受试者终止或暂停研究的事项。

5.3.3 审查决定

- 审查意见：（同意研究者/申办者提出的）终止已同意的研究，（同意研究者/申办者提出的）暂停已同意的研究，必要的修改后同意。

5.4 传达决定

- 秘书应当及时将伦理审查决定的书面文件送达（本机构）研究者和研究管理部门。申办者可以从研究者或者临床试验机构处获取伦理审查的决定文件（原件）。
- 如果审查意见为同意“同意”研究者/申办者提出的终止或者暂停已同意的研究，秘书可以不传达伦理审查意见的书面文件。研究者可以登录网络伦理审查管理系统查阅其送审项目的伦理审查意见，也可以要求秘书提供书面的伦理审查意见。

参见 IRB SOP/03.09/04.0 传达审查决定。

5.5 文件存档

- 秘书负责按项目存档审查文件。

参见 IRB SOP/03.10/04.0 存档审查文件。

6. 相关文件

- IRB SOP/03.01/04.0 受理送审项目
- IRB SOP/03.02/04.0 选择审查方式
- IRB SOP/03.03/04.0 选择主审委员
- IRB SOP/03.04/04.0 邀请独立顾问
- IRB SOP/03.05/04.0 审查会议事务
- IRB SOP/03.06/04.0 审查会议记录
- IRB SOP/03.07/04.0 会议审查
- IRB SOP/03.08/04.0 快速审查
- IRB SOP/03.09/04.0 传达审查决定
- IRB SOP/03.10/04.0 存档审查文件

7. 附件表格

- AF/SS-07/04.0 终止/暂停研究报告
- AF/SC-10/04.0 终止/暂停研究审查工作表

研究伦理委员会 标准操作规程		文件编号	IRB SOP/04.07/04.0
编写者		版本号	4.0
审核者		批准日期	
批准者		生效日期	

研究完成审查

1. 目的

为使伦理委员会研究完成审查的受理、处理、审查、传达决定、文件存档的工作有章可循，特制定本规程，以从程序上保证研究完成审查工作的规范性。

2. 范围

（本中心）研究完成后，研究者应当向研究机构报告，并向伦理委员会提交研究完成报告，以证明研究的完成。

本 SOP 适用于伦理委员会对送审项目的研究完成报告所进行的审查。

临床研究项目全部完成后，申办者/研究者向伦理委员会提交临床研究结果的摘要，可以备案处理。

3. 职责

3.1 伦理委员会办公室

- 秘书受理送审材料。
- 办公室主任或者具有相关职业经验的秘书负责选择主审委员。
- 秘书为委员审查的事务工作提供服务。
- 秘书传达审查决定。
- 秘书存档审查文件。

3.2 主审委员

- 审查主审项目的送审文件，记录审查工作表。

3.3 委员

- 会前对审查项目进行预审。
- 参与会议报告项目的审查。
- 参与会议审查的表决。

3.4 主任委员

- 主持审查会议。
- 审签会议记录。
- 审核、签发审查决定文件。

4. 流程图

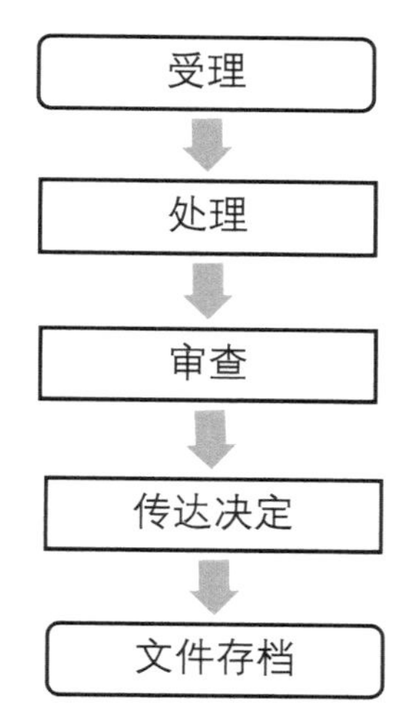

5. 流程的操作细则

5.1 受理

- 秘书审核确认送审文件的完整性
  - ✧ 研究完成的送审文件：AF/SS-08/04.0 研究完成报告。
- 秘书审核确认送审文件的以下要素：
  - ✧ 研究者已经在研究完成报告上签阅，并注明日期。
- 秘书受理送审项目，应当当场审核并发送补充送审材料通知，或者受理通知。
- 受理的送审项目材料，存放在"待审"文件柜。

参见 IRB SOP/03.01/04.0 受理送审项目。

5.2 处理

5.2.1 选择审查方式：根据以下标准，决定送审项目的审查方式。

- 快速审查的标准
  - ✧ 研究完成。

研究完成审查不采用会议审查的方式。参见 IRB SOP/03.02/04.0 选择审查方式。

5.2.2 选择主审委员

- 研究完成审查选择 1 名主审委员。
- 优先选择该项目初始审查的主审委员。
- 秘书为主审委员准备整套审查文件：研究完成报告，以及 AF/SC-11/04.0 研究完成审查工作表。

参见 IRB SOP/03.03/04.0 选择主审委员。

5.3 审查

5.3.1 程序

- 快速审查：参见 IRB SOP/03.08/04.0 快速审查。

5.3.2 审查要素

- 受试者的风险
  - ✧ 是否存在尚未处理完成的不良事件，例如，研究相关损害的受试者尚未康复，医疗费用和补偿的纠纷尚未解决。

5.3.3 审查决定

- 审查意见：同意（同意研究完成）。

5.4 传达决定

- 审查意见为同意研究完成，秘书可以不传达伦理审查意见的书面文件。研究者可以登录网络伦理审查管理系统查阅其送审项目的伦理审查意见，也可以要求秘书提供书面的伦理审查意见。

参见 IRB SOP/03.09/04.0 传达审查决定。

5.5 文件存档

- 研究完成审查的决定提交下次会议报告后，秘书负责按项目存档审查文件。

参见 IRB SOP/03.10/04.0 存档审查文件。

6. 相关文件

- IRB SOP/03.01/04.0 受理送审项目
- IRB SOP/03.02/04.0 选择审查方式
- IRB SOP/03.03/04.0 选择主审委员
- IRB SOP/03.08/04.0 快速审查
- IRB SOP/03.09/04.0 传达审查决定
- IRB SOP/03.10/04.0 存档审查文件

7. 附件表格

- AF/SS-08/04.0 研究完成报告
- AF/SC-11/04.0 研究完成审查工作表

研究伦理委员会 标准操作规程		文件编号	IRB SOP/04.08/04.0
编写者		版本号	4.0
审核者		批准日期	
批准者		生效日期	

复审

1. 目的

为使伦理委员会复审的受理、处理、审查、传达决定、文件存档的工作有章可循，特制定本规程，以从程序上保证复审工作的规范性。

2. 范围

按伦理审查意见“必要的修改后同意”，对方案进行修改后，应当提交复审，经伦理委员会审查同意后方可实施。

如果对伦理审查意见有不同的看法，可以通过复审申请的方式提出不同意见，请伦理委员会重新考虑决定。

本 SOP 适用于伦理委员会对送审项目的复审申请所进行的审查。

3. 职责

3.1 伦理委员会办公室

- 秘书受理送审材料。
- 办公室主任或者具有相关职业经验的秘书负责决定审查方式，选择主审委员。
- 秘书为委员审查的事务工作提供服务。
- 秘书传达审查决定。
- 秘书存档审查文件。

3.2 主审委员

- 审查主审项目的送审文件，记录审查工作表。
- 会议审查的讨论环节首先发表自己的审查意见。

3.3 独立顾问

- 应主审委员询问，直接提供咨询意见。
- 受邀担任独立顾问，记录咨询工作表。

3.4 委员

- 会前对审查项目进行预审。
- 参与会议审查的提问和讨论，发表审查意见。
- 参与会议审查的表决。

3.5 主任委员

- 主持审查会议。
- 审签会议记录。
- 审核、签发审查决定文件。

4. 流程图

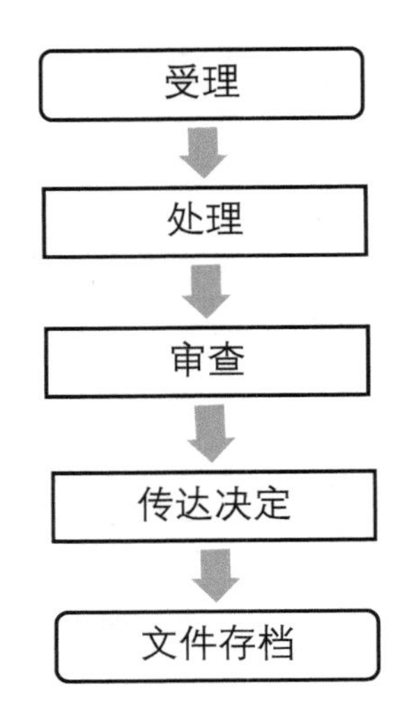

5. 流程的操作细则

5.1 受理

- 秘书审核确认送审文件的完整性
  - ✧ 复审的送审文件：AF/SS-09/04.0 复审申请表，修正的临床研究方案，修正的知情同意书，修正的招募材料，修正的提供给受试者的书面资料，以及需要伦理审查同意的其他修正文件。
- 秘书审核确认送审文件的以下要素：
  - ✧ 复审申请表记录完整，研究者签名并注明日期。
  - ✧ 修正的方案、修正的知情同意书、修正的招募广告，修正的提供给受试者的书面资料：更新的版本号/版本日期。
  - ✧ 修正的方案、修正的知情同意书、修正的招募广告，修正的提供给受试者的书面资料：以“阴影或下画线”注明修改部分，或者提供修正文件的修正说明页。
  - ✧ 研究者已经在送审材料上签阅并注明日期。
- 秘书受理送审项目，应当当场审核并发送补充送审材料通知，或者受理通知。
- 受理的送审项目材料，存放在“待审”文件柜。

参见 IRB SOP/03.01/04.0 受理送审项目。

5.2 处理

5.2.1 选择审查方式：根据以下标准，决定送审项目的审查方式。

- 会议审查的标准：
  - ✧ 伦理审查提出与同意研究标准相关的实质性修改意见，或要求进一步澄清、解释，或提供更多的补充信息。例如，请说明为什么允许年龄小于 18 周岁的未成年人参加研究，请补充说明设置安慰剂对照的理由。

- 快速审查的标准
  - ✧ 伦理审查提出明确的或较小的修改意见，伦理委员会为了验证这些修改。例如，受试者年龄必须在 18 周岁以上，放弃安慰剂组。
- 快速审查转为会议审查
  - ✧ 快速审查如果有否定性意见，或主审委员提出需要会议审查，快速审查项目应当转入会议审查。

参见 IRB SOP/03.02/04.0 选择审查方式。

5.2.2 选择主审委员

- 对“必要的修改后同意“的复审确认，选择 1 名主审委员。其他的复审选择 1～2 名主审委员。
- 优先选择该项目上次审查的主审委员。
- 秘书为主审委员准备复审的整套送审文件，以及 AF/SC-12/04.0 复审工作表。

参见 IRB SOP/03.03/04.0 选择主审委员。

5.2.3 咨询独立顾问

- 主审委员如果有需要咨询的问题，可以直接咨询本项目曾经邀请的独立顾问，或者在不透露所咨询的项目信息的情况下，直接联系其他专家以获得咨询意见，并应当在审查工作表中记录咨询对象、咨询问题和咨询意见。
- 主审委员还可以通过办公室邀请独立顾问咨询审查问题。

参见 IRB SOP/03.04/04.0 邀请独立顾问。

5.3 审查

5.3.1 程序

- 会议审查：参见 IRB SOP/03.05/04.0 审查会议事务，IRB SOP/03.06/04.0 审查会议记录，IRB SOP/03.07/04.0 会议审查。
- 快速审查：参见 IRB SOP/03.08/04.0 快速审查。

5.3.2 审查要素

- 对伦理审查意见的要求没有异议
  - ✧ 逐条核对送审文件的修改，确认已经按伦理审查意见的要求进行了修改。
- 对伦理审查意见的要求有不同意见
  - ✧ 根据伦理审查同意研究的标准，评估能否接受对伦理审查意见的异议或澄清说明。

5.3.3 审查决定

- 初始审查后的复审
  - ✧ 审查意见：同意（同意研究项目），必要的修改后同意，不同意。

 - ✧ 其他审查意见：观察知情同意的过程。
- 修正案审查后的复审
 - ✧ 审查意见：同意（同意修正案），必要的修改后同意，不同意，终止或者暂停已批准的研究。
- 年度/定期审查、安全性审查后的复审
 - ✧ 审查意见：同意（同意研究继续进行），必要的修改后同意，终止或者暂停已批准的研究。
- 偏离方案审查后的复审
 - ✧ 审查意见：同意（同意研究继续进行），必要的修改后同意，终止或者暂停已批准的研究。
 - ✧ 其他审查意见：观察知情同意的过程，观察研究的实施。审查意见通知组织机构的研究管理部门，采取必要的管理措施。
- 终止/暂停研究审查后的复审
 - ✧ 审查意见：（同意研究者或申办者提出的）终止已同意的研究，（同意研究者或申办者提出的）暂停已同意的研究，必要的修改后同意
- 年度/定期审查频率
 - ✧ 初始审查、年度/定期审查：根据预期的研究风险程度，确定年度/定期审查的频率，最长不超过 12 个月。
 - ✧ 年度/定期审查、修正案审查、安全性审查、偏离方案审查：根据研究风险程度的变化，必要时调整年度/定期审查的频率，最长不超过 12 个月。

5.4 传达决定

- 秘书应当及时将伦理审查决定的书面文件送达（本机构）研究者和研究管理部门。申办者可以从研究者或者临床试验机构处获取伦理审查的决定文件（原件）。
- （安全性审查的复审、偏离方案审查的复审）如果审查意见为同意研究继续进行，秘书可以不传达伦理审查意见的书面文件。研究者可以登录网络伦理审查管理系统查阅其送审项目的伦理审查意见，也可以要求秘书提供书面的伦理审查意见。

参见 IRB SOP/03.09/04.0 传达审查决定。

5.5 文件存档

- 秘书负责按项目存档审查文件。

参见 IRB SOP/03.10/04.0 存档审查文件。

6. 相关文件

- IRB SOP/03.01/04.0 受理送审项目
- IRB SOP/03.02/04.0 选择审查方式
- IRB SOP/03.03/04.0 选择主审委员
- IRB SOP/03.04/04.0 邀请独立顾问
- IRB SOP/03.05/04.0 审查会议事务
- IRB SOP/03.06/04.0 审查会议记录

- IRB SOP/03.07/04.0 会议审查
- IRB SOP/03.08/04.0 快速审查
- IRB SOP/03.09/04.0 传达审查决定
- IRB SOP/03.10/04.0 存档审查文件

7. 附件表格

- AF/SS-09/04.0 复审申请表
- AF/SC-12/04.0 复审工作表

第五类 监督

研究伦理委员会 标准操作规程		文件编号	IRB SOP/05.01/04.0
编写者		版本号	4.0
审核者		批准日期	
批准者		生效日期	

现场访查

1. 目的

为使伦理委员会的现场访查活动有章可循，特制定本规程，以从程序上保证伦理委员会现场访查活动的有效性。

2. 范围

现场访查有两种情况：①根据伦理审查意见的要求，“观察知情同意的过程”，或者“观察研究的实施”，到研究现场进行的监督活动。②受委托的伦理审查，需要对委托伦理审查的组织机构有关受试者保护所需资源进行现场评估，需要访谈研究者以确认其资格和能力。

本 SOP 适用于伦理委员会的现场访查活动。

主审委员在主审过程中可以就其所关注的问题直接与研究者交流，必要时可以到现场访谈有关人员，查阅相关记录，以获取更多的信息（参见：IRB SOP/03.07/04.0 会议审查，IRB SOP/03.08/04.0 快速审查）。这一活动不在本 SOP 范围内。

3. 职责

3.1 伦理委员会办公室

- 组织现场访查小组，安排现场访查活动。
- 安排向下次伦理审查会议报告现场访查意见。
- 存档现场访查记录。

3.2 委员

- 担任受委托伦理审查项目的主审委员，如果需要对委托伦理审查的组织机构是否具备受试者保护所需的医疗资源进行现场评估，或者需要对送审项目的研究者进行现场访谈以确认其资格和能力，可以向办公室提出组织现场访查。
- 参与现场访查活动。

4. 流程图

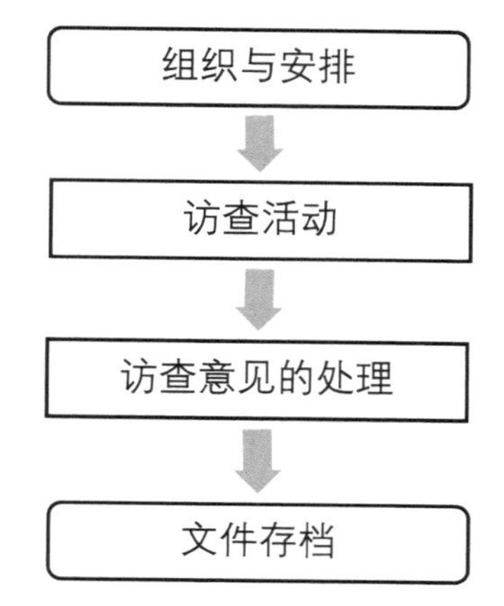

5. 流程的操作细则

5.1 组织与安排

- 根据伦理委员会审查意见的要求，“观察知情同意的过程”，“观察研究的实施”，伦理委员会办公室组织安排现场访查活动。例如：
  - ✧ 对持续偏离方案的伦理审查意见要求“观察研究的实施”，以评估研究者纠正措施的有效性。
  - ✧ 涉及胎儿研究的伦理审查意见要求“观察知情同意的过程”，以确认知情同意的附加保护措施的执行情况。例如，要求用动画或视频的方式告知研究的风险，用问答测试的方式评估孕妇对风险的理解程度。
- 受委托伦理审查，需要对委托伦理审查的组织机构有关受试者保护所需资源进行现场评估，需要访谈研究者以确认其资格和能力，主审委员可以向伦理委员会办公室提出组织安排现场访查活动的要求。
- 组织现场访查小组
  - ✧ 伦理委员会办公室组织访查小组，一般由 2 ~ 3 名委员组成。
  - ✧ 或者，委托第三方组织访查小组。
- 安排访查活动
  - ✧ 与研究者或委托伦理审查的组织机构商定现场访查的时间。
  - ✧ 通知现场访查小组成员，告知访查的事项，访查时间和地点。
  - ✧ 准备访查所需的项目文件，例如研究方案，知情同意书，AF/JD-01/04.0 现场访查记录。

5.2 访查活动

- 根据现场访查的具体事项，安排相应的现场访查活动，例如：
  - ✧ 访谈活动：访谈研究者，研究人员，受试者。
  - ✧ 观察活动：观察知情同意过程，观察研究的实施。
  - ✧ 查阅记录：查阅知情同意书，查阅研究记录，查阅医疗病历。
  - ✧ 查看研究现场的条件和设备。

- 讨论
  - ✧ 访查小组讨论现场访查的发现，提出意见。
- 记录访查意见
  - ✧ 记录 AF/JD-01/04.0 现场访查记录，包括：现场访查事项，访查发现，访查意见，访查人员签名并注明日期。

5.3 访查意见的处理

- 秘书安排向下次伦理审查会议报告现场访查意见。

5.4 文件存档

- 秘书负责将现场访查记录存入审查项目档案，形成一个完整的审查过程。

6. 相关文件

- IRB SOP/03.07/04.0 会议审查
- IRB SOP/03.08/04.0 快速审查

7. 附件表格

- AF/JD-01/04.0 现场访查记录

研究伦理委员会 标准操作规程		文件编号	IRB SOP/05.02/04.0
编写者		版本号	4.0
审核者		批准日期	
批准者		生效日期	

受试者抱怨

1. 目的

为使伦理委员会办公室对受试者抱怨的受理和处理的工作有章可循，特制定本规程，以从程序上保证伦理委员会办公室对受试者抱怨管理工作的规范性。

2. 范围

受试者可以与研究人员讨论他们所关注的问题，获取信息，提出诉求。除此之外，组织机构还应当为受试者建立一个可信任的渠道，使其可以向一个独立于研究人员且知晓研究项目情况的部门提出诉求和意见。伦理委员会办公室是独立于研究人员且知晓研究项目情况的部门。

本 SOP 适用于伦理委员会办公室对受试者抱怨的受理和处理的工作。

3. 职责

3.1 伦理委员会办公室

- 受理受试者抱怨。
- 协调组织机构相关职能部门，处理受试者抱怨。
- 如果受试者的抱怨属于可能对受试者安全或临床研究实施产生不利影响的非预期问题，向下次伦理审查会议报告。
- 存档受试者抱怨记录。

4. 流程图

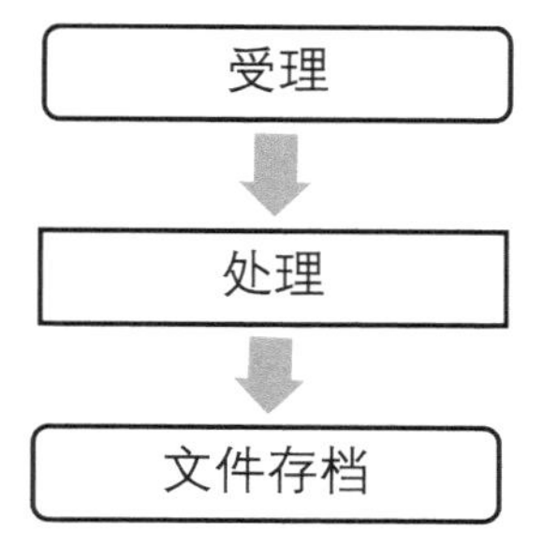

5. 流程的操作细则

5.1 受理

- 伦理委员会办公室负责受理受试者的抱怨。
- 知情同意书留有伦理委员会办公室的联系方式，组织机构官网也公开该联系方式，以受理受试者提出的诉求和意见。

- 秘书负责接待受试者，聆听受试者的诉求和意见。
- 秘书在 AF/JD-02/04.0 受试者抱怨记录中记录受试者的诉求和意见，签字并注明日期。

5.2 处理

- 核实情况
  - ✧ 秘书对受试者提出的诉求和意见，应当向研究者和研究人员核实情况，必要时，通过现场访谈、查阅研究和医疗记录，收集更多的背景信息，核实受试者的诉求和意见。
- 处理
  - ✧ 根据受试者的诉求和意见所涉及的问题，协助研究者或者协调组织机构相关职能部门，提出处理意见，并向受试者反馈。
  - ✧ 如果受试者的诉求和意见涉及研究相关损害的医疗费用和补偿问题，通过研究管理部门协调申办者和研究者，共同提出处理意见，并向受试者反馈。
  - ✧ 秘书在 AF/JD-02/04.0 受试者抱怨记录中记录处理意见，签字并注明日期。
- 向伦理审查会议报告
  - ✧ 如果受试者的诉求和意见属于可能对受试者安全或临床研究实施产生不利影响的非预期问题，秘书应当安排向下次伦理审查会议报告。

5.3 文件存档

- 秘书负责将受试者抱怨记录存入办公室的工作日志文件夹。

6. 相关文件

无

7. 附件表格

- AF/JD-02/04.0 受试者抱怨记录

第六类 伦理委员会办公室管理

研究伦理委员会 标准操作规程		文件编号	IRB SOP/06.01/04.0
编写者		版本号	4.0
审核者		批准日期	
批准者		生效日期	

文件与信息管理

1. 目的

为使伦理委员会办公室的文件与信息的分类、公开与保密、维护、保管的工作有章可循，特制定本规程，以从程序上保证办公室的文件与信息的管理工作符合规范要求。

2. 范围

本 SOP 适用于伦理委员会办公室的文件与信息的管理工作。

3. 职责

3.1 伦理委员会秘书

- 分类管理文件与信息。
- 公开伦理委员会的组织信息，伦理审查的职能，伦理审查体系的监管要求。
- 保守申办者的商业秘密，保护受试者的隐私信息。
- 维护管理和程序类文件为最新版本，维护委员、独立顾问信息的有效性，维护伦理审查文档的完整性。
- 按规范要求保管文件档案和信息。

4. 流程图

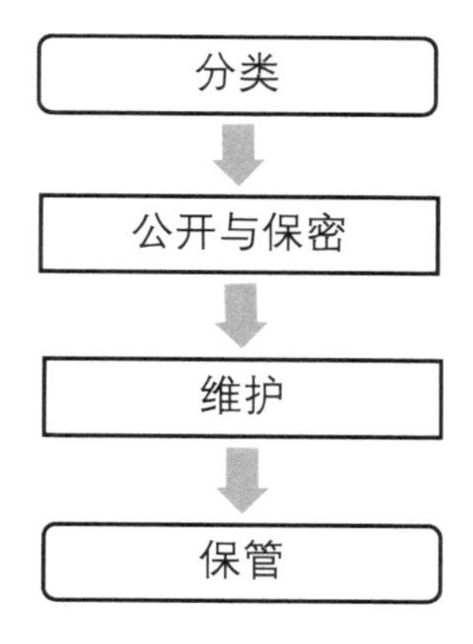

5. 流程的操作细则

5.1 分类

5.1.1 管理类

- 法律法规
  - ✧ 组织机构研究伦理审查体系所遵循的国内和国际研究伦理相关的法律、法规、政策与指南。
- 组织机构研究伦理审查体系管理文件。
- 伦理委员会的制度、指南、SOP
  - ✧ 伦理委员会章程。
  - ✧ 伦理委员会的审查会议规则，岗位职责。
  - ✧ 伦理审查送审指南，研究伦理审查指南。
  - ✧ 标准操作规程。
  - ✧ 伦理委员会 SOP 历史文件库。
- 委员文档与信息库
  - ✧ 委员的任命文件。
  - ✧ 委员名册。信息包括：姓名，性别，职业，工作单位（非本机构委员应当说明不是本机构任何成员的直系亲属），伦理委员会的职务。
  - ✧ 委员信息库：包括与审查能力相关的履历信息，例如，教育经历，职业经历，研究经历，伦理委员会工作经历，与弱势受试者相关的工作或生活经历，培训记录和培训证书（电子版），联系方式。
  - ✧ 委员履职承诺书。
  - ✧ 委员的专业或执业资格证明文件。
- 独立顾问文档与信息库
  - ✧ 独立顾问信息库：包括专业资格的信息，履历信息，例如，社会文化背景信息，与弱势受试者相关的工作或生活经历，联系方式。
  - ✧ 独立顾问的专业资格证明文件（如有）。
- 办公室工作文件
  - ✧ 通讯录：委员的联系方式，独立顾问的联系方式，研究者的联系方式。
  - ✧ 培训：年度培训计划，培训记录与培训证书（电子版）。
  - ✧ 工作日志文件夹：受试者抱怨记录；接受内部审核、认证审核、政府检查的相关文件和记录。
  - ✧ 年度工作计划与工作总结。
  - ✧ 审查经费：伦理审查经费的收入与支出记录。

5.1.2 审查类

- 审查会议文件夹
  - ✧ 会议日程，会议签到表原件，（经会议审核确认的）会议记录原件。
- 审查项目文档
  - ✧ 审查项目档案的目录。
  - ✧ 送审文件：各审查类别（初始审查、复审、跟踪审查）的送审文件。

✧ 审查文件：审查工作表，咨询工作表，会议签到表的复印件（如要求审查项目存档），会议审查决定表（含投票单），快审主审综合意见，审查项目的会议记录副本（如要求审查项目存档），伦理审查决定文件原件（主任委员亲笔签署的伦理审查意见，加盖伦理委员会红章）。
✧ 现场访查记录：根据伦理审查意见的要求，“观察知情同意的过程”，或者“观察研究的实施”，到研究现场进行监督活动的记录。
✧ 伦理审查意见异议的沟通交流记录：研究者/申办者对审查意见异议的沟通交流记录。

5.2 公开与保密

5.2.1 信息公开

- 组织机构官网伦理审查宣传栏公开伦理委员会的组织信息
  ✧ 伦理委员会的组织架构，各伦理分会的审查范围。
  ✧ 伦理委员会的联系方式。
- 组织机构官网伦理审查宣传栏公开伦理审查的职能
  ✧ 伦理审查所遵循的法律、法规、政策和指南。
  ✧ 伦理委员会章程，审查程序，同意研究的标准。
- 组织机构官网伦理审查宣传栏公开伦理审查体系的监管要求
  ✧ 哪些活动属于涉及人的生物医学研究并在伦理审查体系的监管范围内。
  ✧ 研究利益冲突的管理政策。
- 组织机构官网宣传研究伦理的基本知识。
- 应研究者、申办者、以及政府卫生健康和药品监督管理部门的要求，伦理委员会应当提供其标准操作规程和伦理委员会的委员名册。
- 应申办者的要求，伦理委员会应当提供其审查同意的文件和其他相关资料。

5.2.2 保密

- 审查项目的文件涉及申办者的商业秘密，受试者的身份和健康信息，伦理委员会办公室应当维护相关信息的机密性。
- 伦理委员会秘书应当知晓并执行审查项目文件保密的规定：不复制、不留存审查项目的文件；不向任何第三方泄露审查项目的商业信息，以及受试者个人的隐私信息；不利用审查/咨询/管理所获知的信息为自己或第三方谋取商业利益。
- 伦理委员会委员通过签署履职承诺书，承诺遵循审查项目文件保密的规定。
- 邀请的独立顾问通过签署保密承诺，承诺遵循审查项目文件保密的规定。
- 伦理委员会办公室应当允许政府监督管理部门的检查人员查阅审查类文件。第三方认证审核或质量检查，应当在协议中约定要求他们遵循保密的要求。
- 政府监督管理部门的检查人员，以及伦理认证的审核员可以被允许复印审查项目文档中与检查/审核证据相关的部分。复印应当由秘书代办。
- 其他人员查阅审查项目文档，应当经办公室主任同意，秘书应当要求他们签署AF/LL-04/04.0 保密承诺。

5.3 维护

5.3.1 管理类

- 法律法规
    - ✧ 当组织机构研究伦理审查体系所遵循的国际和国内研究伦理相关的法律、法规、政策和指南颁布或更新后，秘书应当及时添加或替换相应的文件，并在组织机构官网更新相应的信息。
- 组织机构研究伦理审查体系管理文件
    - ✧ 办公室保存一套最新版本组织机构研究伦理审查体系管理文件。
- 伦理委员会的制度、指南、SOP
    - ✧ 伦理委员会的制度、指南与 SOP 更新后，办公室保存一套主文件，以及组织机构的红头文件。
    - ✧ 旧版的制度、指南与 SOP 主文件加盖“作废”章，保存在伦理委员会 SOP 历史文件库。
- 委员文档与信息库
    - ✧ 换届时，秘书保存新一届的委员任命文件，委员名册，委员履职承诺书，委员的专业或执业资格证明文件，更新委员信息库。
    - ✧ 秘书归档上一届委员的任命文件和委员文档。
    - ✧ 获知委员信息变更时，秘书应当及时更新委员的相关信息。
- 独立顾问信息库
    - ✧ 首次邀请的独立顾问，秘书应当在独立顾问信息库中添加专家的相关信息。
    - ✧ 获知专家信息变更时，秘书应当及时更新专家的相关信息。
- 办公室工作文件
    - ✧ 秘书负责维护委员、独立顾问、研究者的通讯录。
    - ✧ 培训记录，工作日志文件夹，年度工作计划与工作总结，审查经费记录，按年度归档。

5.3.2 审查类

- 建档
    - ✧ 受理初始审查申请时，按“项目”建档。项目档案盒标注项目名称和受理号。

    参见 IRB SOP/03.01/04.0 受理送审项目。
- 存档
    - ✧ 审查项目：研究项目的每次送审和审查过程中，应当及时存档所生成的文件。存档文件按送审类别的时间先后排序，采用分隔页区分不同的审查类别。各审查类别的文件按审查过程的时间先后排序。秘书更新审查项目档案目录，或者网络伦理审查管理系统自动生成和更新审查项目的文档目录（参见 IRB SOP/02.02/04.0 网络伦理审查管理系统）。
    - ✧ 审查会议文件夹：及时存档每次审查会议的会议日程，会议签到表原件，（经会议审核确认的）会议记录原件。

    参见 IRB SOP/03.10/04.0 存档审查文件。
- 归档

  - ✧ 审查项目：研究完成、或者终止研究，整理归档审查项目的档案。①按送审类别的时间先后，用档案分页纸分隔各审查类别。②各审查类别的文件按审查过程的时间先后排序：送审文件，审查工作表，咨询工作表，会议签到表复印件（如要求审查项目存档），会议审查决定表（含投票单），快审主审综合意见，审查项目的会议记录副本（如要求审查项目存档），伦理审查决定文件原件。③编制审查项目档案的目录。④装订成册，归档。
  - ✧ 审查会议文件夹：每年年底归档。
- 保存期限
  - ✧ 审查项目的文件档案保存至临床研究结束后五年，或者按照与申办者商定的保存期限。

5.4 保管

- 办公室文件柜
  - ✧ 管理类文件，待审项目文件，审查会议文件夹存放在伦理委员会办公室的文件柜中。
  - ✧ 存放待审项目文件和审查会议文件夹的橱柜应当上锁，钥匙由秘书保管。
  - ✧ 办公室工作人员离开办公室时，必须将审查类文件放入上锁的橱柜中。
- 档案室
  - ✧ 档案室分别设置工作人员办公室、库房和阅档室。库房具有防盗、防光、防高温、防火、防潮、防尘、防鼠、防虫等防护措施。库房和阅档室安装监控。
  - ✧ 审查项目文件存在档案室。档案室大门钥匙存放在伦理委员会办公室。
  - ✧ 政府检查人员或者认证审核人员进入档案室应有专人陪同。
  - ✧ 获准查阅的人员，由秘书调取文件，在指定地点查阅。
- 信息系统
  - ✧ 信息系统的安全管理，参见 IRB SOP/02.02/04.0 网络伦理审查管理系统。

6. 相关文件

- IRB SOP/03.01/04.0 受理送审项目
- IRB SOP/02.02/04.0 网络伦理审查管理系统
- IRB SOP/03.10/04.0 存档审查文件

7. 附件表格

- AF/LL-04/04.0 保密承诺

研究伦理委员会 **标准操作规程**		文件编号	IRB SOP/06.02/04.0
编写者		版本号	4.0
审核者		批准日期	
批准者		生效日期	

研究进展/有效期/待复审的信息管理

1. 目的

为使伦理委员会委员办公室对年度报告/研究进展报告、同意研究的有效期限、以及待复审项目的信息管理的工作有章可循，特制定本规程，以从程序上保证对年度报告/研究进展报告、同意研究的有效期限、以及待复审项目的信息管理工作的有效性。

2. 范围

本 SOP 适用于伦理委员会办公室对年度报告/研究进展报告、同意研究的有效期限、以及待复审项目的信息管理工作。

3. 职责

3.1 伦理委员会秘书

- 设置和维护研究进展待报告，同意研究的有效期限，以及待复审项目的送审提示数据库。
- 提醒研究者依规提交年度报告或研究进展报告，申请延长同意研究的有效期，及时提交复审。

4. 流程图

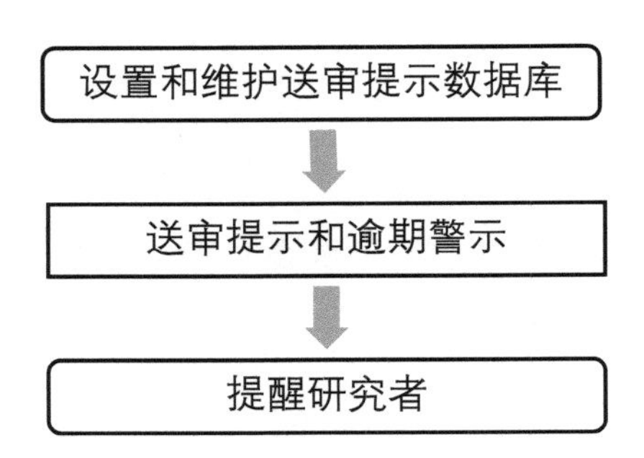

5. 流程的操作细则

5.1 设置和维护送审提示数据库

- 设置数据库：利用网络伦理审查管理系统生成的研究进展待报告数据库，同意研究有效期限数据库，待复审项目数据库（见 IRB SOP/02.02/04.0 网络伦理审查管理系统），或者利用其他数据库，设置送审项目的以下数据库：
    - ✧ 研究进展待报告数据库，信息包括：项目名称，项目来源，研究者，研究者联系方式，专业科室，年度/定期审查的频率，起始日期和截止日期。
    - ✧ 同意研究有效期限数据库，信息包括：项目名称，项目来源，研究者，研究者联系方式，专业科室，同意研究的有效期限，有效期的起始日期和截止日期。
- ✧ 待复审项目数据库，信息包括：项目名称，项目来源，研究者，研究者联系方式，专业科室，必要的修改后同意的伦理审查意见的签发日期。

- 维护数据库
  - ✧ 初始审查，年度/定期审查：传达审查决定文件的同时，维护研究进展待报告数据库，同意研究有效期限数据库的相关信息。
  - ✧ 调整年度/定期审查频率：传达审查决定文件的同时，维护研究进展待报告数据库的相关信息。
  - ✧ 必要的修改后同意：传达审查决定文件的同时，维护待复审项目数据库的相关信息。

5.2 送审提示和逾期警示
- 送审提示
  - ✧ 研究进展待报告数据库：年度/定期审查截止日期前 1 个月，数据库提示需要提交年度报告/研究进展报告的项目信息。
  - ✧ 同意研究有效期限数据库：同意研究的有效期限截止日期前 1 个月，数据库提示需要延长有效期的项目信息。
  - ✧ 待复审项目数据库：超过必要的修改后同意的审查意见的签发日期 3 个月，数据库提示待复审的项目信息。
- 逾期警示
  - ✧ 超过年度/定期审查截止日期，数据库警示逾期的项目信息。
  - ✧ 超过同意研究的有效期限截止日期，数据库警示逾期的项目信息。

5.3 提醒研究者
- 秘书根据数据库的送审提示：
  - ✧ 年度报告/研究进展报告：提前 1 个月提醒研究者，应当提交年度报告或研究进展报告的截止日期。
  - ✧ 同意研究的有效期限：提前 1 个月提醒研究者，应当申请延长伦理审查同意研究的有效期限的截止日期。
  - ✧ 复审：询问没有提交复审的原因，协商处理。
- 秘书根据数据库的逾期警示，通知研究者：
  - ✧ 年度报告/研究进展报告逾期：再次提醒研究者提交年度报告或研究进展报告。
  - ✧ 同意研究的有效期逾期：通知研究者应当停止研究，并向伦理委员会报告。
- 记录
  - ✧ 秘书记录 AF/SW-09/04.0 送审提醒记录，记录送审提示和逾期警示信息的提醒的对象和日期。

6. 相关文件
- IRB SOP/02.02/04.0 网络伦理审查管理系统

7. 附件表格

- AF/SW-09/04.0 送审提醒记录

研究伦理委员会 标准操作规程		文件编号	IRB SOP/06.03/04.0
编写者		版本号	4.0
审核者		批准日期	
批准者		生效日期	

伦理审查意见异议的沟通交流

1. 目的

为使研究者/申办者对伦理审查意见的异议与伦理委员会委员进行直接的沟通交流活动有章可循，特制定本规程，以从程序上保证对审查意见异议的沟通交流活动的有效性。

2. 范围

研究者/申办者对伦理审查意见有异议，可以通过复审的方式提出，还可以直接与委员进行沟通交流。

本 SOP 适用于研究者/申办者对伦理审查意见的异议与伦理委员会委员进行直接的沟通交流活动。

3. 职责

3.1 研究者/申办者

- 要求与委员进行直接的沟通，讨论对伦理审查意见的不同意见。

3.2 伦理委员会秘书

- 应研究者/申办者要求，安排与委员直接的沟通交流活动。
- 存档沟通交流记录。

3.3 委员

- 应研究者/申办者的要求，与其进行直接的沟通，讨论对伦理审查意见的不同意见。

4. 流程图

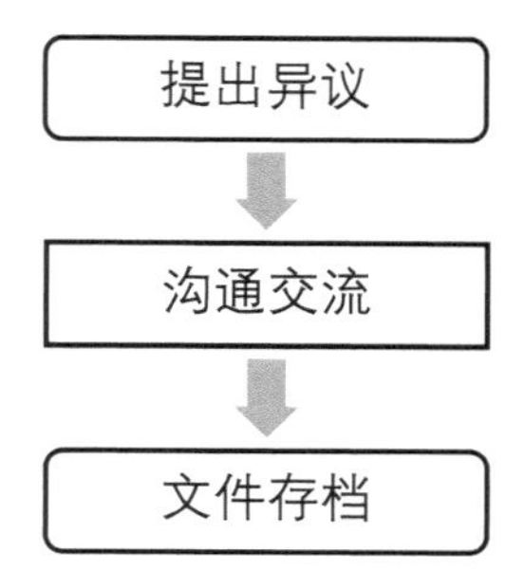

5. 流程的操作细则

5.1 提出异议

- 研究者/申办者收到伦理审查的决定文件后，如果有不同意见，认为需要与委员进行直接的沟通交流，可以向秘书提出。
- 秘书帮助双方进行联系并约定的沟通方式（如面对面，电话，电子邮件，微信等），约定的面对面沟通的时间和地点。
- 秘书记录 AF/SW-10/04.0 伦理审查意见异议：一、研究者/申办者对伦理审查意见的异议。

5.2 沟通交流

- 委员认真听取研究者/申办者对伦理审查意见的不同意见及其理由，或澄清说明。
- 委员与研究者/申办者讨论伦理审查意见所依据的法律法规、同意研究的标准和公认的伦理准则，讨论不同意见及其理由，明确问题所在，消除歧义。
- 委员记录 AF/SW-10/04.0 伦理审查意见异议：二、沟通交流记录。
- 研究者/申办者在与委员直接沟通交流后，可以提交复审，进入复审程序。

5.3 文件存档

- 沟通交流记录存入审查项目档案。

6. 相关文件

无

7. 附件表格

- AF/SW-10/04.0 伦理审查意见异议的沟通交流记录

<table>
<tr><td colspan="2">研究伦理委员会
标准操作规程</td><td>文件编号</td><td>IRB SOP/06.04/04.0</td></tr>
<tr><td>编写者</td><td></td><td>版本号</td><td>4.0</td></tr>
<tr><td>审核者</td><td></td><td>批准日期</td><td></td></tr>
<tr><td>批准者</td><td></td><td>生效日期</td><td></td></tr>
</table>

接受内部审核

1. 目的

为使伦理委员会接受组织机构质量管理体系的内部审核的工作有章可循，特制定本规程，以从程序上保证伦理委员会接受内部审核工作的有效性。

2. 范围

组织机构内部管理体系审核员（内审员）依据国家认证认可监督管理委员会《涉及人的生物医学研究伦理审查体系要求》(HRPS/CTS 01-2020)，对伦理委员会的符合性和运行的有效性进行内部审核、验证。组织机构的内部审核应当至少每年 1 次。

本 SOP 适用于伦理委员会接受组织机构质量管理体系的内部审核的工作。

3. 职责

3.1 内审员（经过伦理审查体系内审员培训，并获得内审员培训合格证书）

- 策划内部审核计划。
- 对伦理委员会是否符合《涉及人的生物医学伦理审查体系要求》并持续有效运行进行审核、验证。
- 将审核结果告知伦理委员会办公室。
- 内审员不审核自己的工作。

3.2 伦理委员会办公室

- 组织接受质量管理体系的内部审核。
- 根据内部审核的结果，制定改进计划。
- 提交改进报告。

3.3 委员

- 参加质量管理体系的内部审核活动，接受内审员的访谈。
- 参与改进计划。

4. 流程图

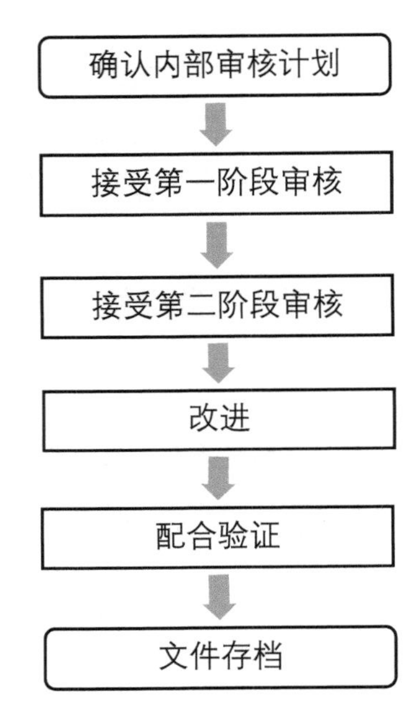

5. 流程的操作细则

5.1 确认内部审核计划

伦理委员会办公室确认内审员提供的内部审核计划，包括：

- 审核计划的内容：审核目的，审核准则，审核范围，第一阶段审核的安排，第二阶段审核的安排。
- 审核计划的重点关注事项：
  - ✧ 上次审核以来伦理委员会管理和程序文件的重要变更，运行资源的变更。
  - ✧ 对上次审核中确定的不符合项采取的纠正和纠正措施是否继续有效。
  - ✧ 第一阶段审核已识别的重要审核点是否按认证标准的要求正常和有效的运行。
  - ✧ 质量目标及质量绩效是否达到管理评审的确定值。
  - ✧ 针对运行中发现的问题或投诉，及时制定并实施了有效的改进措施。

5.2 接受第一阶段审核

- 第一阶段审核包括：文件评审，实施评价。
- 办公室向内审员提供伦理委员会的管理和程序文件，以及文件审核自查表：
  - ✧ 最新版本的伦理委员会管理和程序文件汇编：制作能够显示文件目录的、PDF 格式汇编的管理和程序文件，并标注页码。上次内部审核已经审核且无变更的文件，本次审核不用再次提交。
  - ✧ 文件审核自查：秘书按《涉及人的生物医学研究伦理审查体系要求》的相关标准条款，在 AF/JD-03/04.0 文件审核自查表的伦理委员会和办公室相关的部分，标注 PDF 格式汇编的管理和程序文件对应的页码。
- 文件评审
  - ✧ 秘书回答内审员关于文件评审的问题。
  - ✧ 根据内审员文件评审报告的意见，办公室组织修改伦理委员会的管理和程序文件。

  - ✧ 办公室向内审员提交修改后的文件，以便内审员确认伦理委员会管理和程序文件符合研究伦理审查体系认证标准的要求，符合适用的法律、法规、政策与指南。
- 实施评价
  - ✧ 秘书回答内审员关于管理和程序文件实施的问题，必要时配合内审员进行现场评价，以便内审员确认伦理委员会的运行符合管理和程序文件的规定。
- 第一阶段审核报告
  - ✧ 办公室接受内审员的第一阶段审核报告，包括现场审核的重要审核点。

5.3 接受第二阶段审核

- 按内审要求修改的管理和程序文件运行至少 3 个月后，开始第二阶段审核。第二阶段审核在现场进行，审核伦理委员会的管理和程序符合研究伦理审查体系认证标准和有效运行的情况，特别是审核计划确定的重点关注事项。
- 办公室向内审员提供现场查验的项目信息，以便内审员进行抽样。
  - ✧ 伦理审查项目一览表：现场查验抽样。
  - ✧ 伦理委员会组成人员名单：现场访谈抽样。
- 委员接受访谈
  - ✧ 根据内审员要求访谈的委员名单和时间安排，办公室通知接受访谈的委员。
  - ✧ 委员接受内审员的访谈。
- 观摩审查会议
  - ✧ 办公室安排内审员观摩的审查会议。
  - ✧ 秘书为内审员观摩审查会议提供便利。
- 接受现场查验
  - ✧ 根据内审员的抽样结果，秘书提供现场查验项目的文件档案。
  - ✧ 秘书提供现场查验的办公室文件档案。
  - ✧ 秘书陪同内审员现场查验伦理委员会办公室、档案室等场所。
- 听取反馈
  - ✧ 听取内审员反馈现场审核的发现。
  - ✧ 与内审员讨论不符合，以确保准确理解不符合，解决审核发现有分歧的问题。
- 接收现场审核报告
  - ✧ 办公室接受内审员的现场审核报告，其中包括识别出的不符合项。

5.4 改进

- 改进计划
  - ✧ 办公室根据现场审核报告，制订改进计划。
  - ✧ 改进计划包括：确定不符合的原因；纠正不符合；评价确保不符合不再发生的措施的需求；及时确定和实施所需的措施。
  - ✧ 改进计划向伦理委员会报告。
- 改进报告
  - ✧ 办公室执行改进计划。对于严重不符合，应当在最多不超过 2 个月期限内采取纠正和纠正措施。

✧ 办公室撰写改进报告。改进报告包括：不符合的原因分析，纠正和纠正措施，以及纠正效果评估，并附相应的见证性材料。

✧ 改进报告向伦理委员会报告。

✧ 办公室向内审员提交改进报告。

5.5 配合验证

- 办公室配合内审员对不符合项的纠正和纠正措施及其结果的验证工作。
  ✧ 如果需要进一步提交见证性材料，办公室应当按要求提交。
  ✧ 如果验证要求"需要补充一次全面或有限的审核"，办公室应当按要求做好相应的准备。
- 办公室接收内审员的验证结果通知。

5.6 文件存档

- 审核计划，文件评审报告，第一阶段审核报告，现场审核报告，改进计划，改进报告，验证结果通知等文件存入办公室的"工作日志"文件夹。

6. 相关文件

- 涉及人的生物医学研究伦理审查体系要求（国家认证认可监督管理委员会 HRPS/CTS 01-2020）
- 世界中医药学会联合会：涉及人的生物医学研究伦理审查体系认证审核指南（认证机构文件编号：CTS 01-2020）

7. 附件表格

- AF/JD-03/04.0 文件审核自查表

第四部分　附件表格

第一类 列表

文件编号：AF/LB-01/04.0

管理和程序文件列表

序号	管理	文件编号
01	组织机构的管理	
01.01	组织机构伦理审查体系管理规范	组织机构文件编号
01.02	伦理委员会章程	组织机构文件编号
01.03	研究利益冲突政策	组织机构文件编号
02	伦理委员会的管理	
02.01	岗位职责	IRB ZD/02.01/04.0
02.02	审查会议规则	IRB ZD/02.02/04.0

序号	指南	文件编号
01	送审指南	
01.01	伦理审查送审指南	IRB ZN/01.01/04.0
02	审查指南	
02.01	涉及人的生物医学研究伦理审查指南	IRB ZN/02.01/04.0

序号	标准操作规程	文件编号
01	标准操作规程的制定	
01.01	制定标准操作规程	IRB SOP/01.01/04.0
02	组织机构的管理	
02.01	培训	IRB SOP/02.01/04.0
02.02	网络伦理审查管理系统	IRB SOP/02.02/04.0
02.03	伦理委员会组成人员履职能力考核	IRB SOP/02.03/04.0
03	伦理审查的程序	
03.01	受理送审项目	IRB SOP/03.01/04.0
03.02	选择审查方式	IRB SOP/03.02/04.0
03.03	选择主审委员	IRB SOP/03.03/04.0
03.04	邀请独立顾问	IRB SOP/03.04/04.0
03.05	审查会议事务	IRB SOP/03.05/04.0
03.06	审查会议记录	IRB SOP/03.06/04.0
03.07	会议审查	IRB SOP/03.07/04.0
03.08	快速审查	IRB SOP/03.08/04.0
03.09	传达审查决定	IRB SOP/03.09/04.0

03.10	存档审查文件	IRB SOP/03.10/04.0
04	伦理审查的类别	
04.01	初始审查	IRB SOP/04.01/04.0
04.02	修正案审查	IRB SOP/04.02/04.0
04.03	年度/定期审查	IRB SOP/04.03/04.0
04.04	安全性审查	IRB SOP/04.04/04.0
04.05	偏离方案审查	IRB SOP/04.05/04.0
04.06	终止/暂停研究审查	IRB SOP/04.06/04.0
04.07	研究完成审查	IRB SOP/04.07/04.0
04.08	复审	IRB SOP/04.08/04.0
05	监督	
05.01	现场访查	IRB SOP/05.01/04.0
05.02	受试者抱怨	IRB SOP/05.02/04.0
06	伦理委员会办公室管理	
06.01	文件与信息管理	IRB SOP/06.01/04.0
06.02	研究进展/有效期/待复审的信息管理	IRB SOP/06.02/04.0
06.03	伦理审查意见异议的沟通交流	IRB SOP/06.03/04.0
06.04	接受内部审核	IRB SOP/06.04/04.0

文件编号：AF/LB-02/04.0

附件表格列表

序号	附件表格	文件编号
LB	列表	
01	管理和程序文件列表	AF/LB-01/04.0
02	附件表格列表	AF/LB-02/04.0
ZZ	组织机构的管理	
01	委员履职承诺书	AF/ZZ-01/04.0
02	遵循研究利益冲突政策的承诺（法人代表、研究管理部门的领导）	AF/ZZ-02/04.0
03	研究经济利益冲突声明（研究者，研究人员）	AF/ZZ-03/04.0
04	伦理委员会委员履职能力考核表	AF/ZZ-04/04.0
05	伦理委员会秘书履职能力考核表	AF/ZZ-05/04.0
06	培训记录	AF/ZZ-06/04.0
LL	伦理委员会的管理	
01	伦理委员会管理和程序文件修订申请表	AF/LL-01/04.0
02	伦理委员会管理和程序文件沿革表	AF/LL-02/04.0
03	伦理委员会管理和程序文件发放和回收记录	AF/LL-03/04.0
04	保密承诺	AF/LL-04/04.0
SS	送审	
01	送审材料清单	AF/SS-01/04.0
02	初始审查申请表	AF/SS-02/04.0
03	修正案审查申请表	AF/SS-03/04.0
04	年度报告/研究进展报告	AF/SS-04/04.0
05	严重不良事件报告表	AF/SS-05/04.0
06	偏离方案报告	AF/SS-06/04.0
07	终止/暂停研究报告	AF/SS-07/04.0
08	研究完成报告	AF/SS-08/04.0
09	复审申请表	AF/SS-09/04.0
SL	受理	
01	补充送审材料通知	AF/SL-01/04.0
02	受理通知	AF/SL-02/04.0
SC	审查/咨询工作表	
01	方案审查工作表	AF/SC-01/04.0
02	知情同意审查工作表（涉及人的生物医学研究）	AF/SC-02/04.0
03	知情同意审查工作表（药物临床试验）	AF/SC-03/04.0
04	知情同意审查工作表（可识别数据和标本的存储维护二次研究使用的泛知情同意）	AF/SC-04/04.0

05	变更或豁免知情同意审查工作表	AF/SC-05/04.0
06	修正案审查工作表	AF/SC-06/04.0
07	年度/定期审查工作表	AF/SC-07/04.0
08	安全性审查工作表	AF/SC-08/04.0
09	偏离方案审查工作表	AF/SC-09/04.0
10	终止/暂停研究审查工作表	AF/SC-10/04.0
11	研究完成审查工作表	AF/SC-11/04.0
12	复审工作表	AF/SC-12/04.0
13	独立顾问咨询工作表	AF/SC-13/04.0
SW	审查事务	
01	会议日程	AF/SW-01/04.0
02	审查会议签到表	AF/SW-02/04.0
03	投票单	AF/SW-03/04.0
04	会议审查决定表	AF/SW-04/04.0
05	快审主审综合意见	AF/SW-05/04.0
06	会议记录	AF/SW-06/04.0
07	伦理审查意见	AF/SW-07/04.0
08	伦理审查决定文件签收表	AF/SW-08/04.0
09	送审提醒记录	AF/SW-09/04.0
10	伦理审查意见异议的沟通交流记录	AF/SW-10/04.0
JD	监督	
01	现场访查记录	AF/JD-01/04.0
02	受试者抱怨记录	AF/JD-02/04.0
03	文件审核自查表	AF/JD-03/04.0
FJ	附件	
01	术语表	AF/FJ-01/04.0
02	参考文献	AF/FJ-02/04.0

第二类 组织机构的管理

文件编号：AF/ZZ-01/04.0

委员履职承诺书

一、我接受担任伦理委员会委员的任命，我知道这项工作是兼职的。

二、我将履行以下职责：

- 委员的职责：对送审项目进行伦理审查。担任送审项目的主审委员。参加会议审查，每年审查会议的出席率不低于75%。
- 主任委员的职责：承担委员的职责。主持审查会议。审签会议记录。审签审查决定文件。
- 副主任委员的职责：承担委员的职责。当主任委员因利益冲突退出研究项目的审查，或其他原因缺席审查会议时，履行主持审查会议，审签会议记录，审签审查决定文件的职责。

三、我同意公开自己的完整姓名、职业和隶属机构。

四、我将认真参加有关伦理审查同意研究的标准和审查要点的培训和考核，持续提高伦理审查能力。

五、我承诺遵循组织机构研究利益冲突政策的规定。

我知晓：我本人，我的配偶和受抚养的子女，或者我的商业合伙人，如果与我所审查的研究项目或该项目的申办者之间存在任何数额的经济利益或非经济利益，我应当主动声明，并不担任该项目的主审委员，退出审查会议的讨论和表决。该利益冲突包括：

- 与所审查的研究项目或该项目的申办者之间存在授予任何专利许可或研究成果转让的关系；存在投资关系；存在购买、出售、租借任何财产或不动产的关系；拥有与研究产品有竞争关系的类似产品的经济利益；与该项目申办者之间存在雇佣与服务关系；接受申办者支付的顾问/咨询费等。
- 参与所审查的研究项目的设计、实施和报告工作。

六、我同意应要求公开与伦理审查工作相关的劳务补偿。

七、我承诺不复制、不留存所审查项目的文件；承诺不向任何第三方泄露所审查项目的商业信息，受试者个人的隐私信息，以及伦理审查会议讨论的内容。

八、我承诺不利用伦理审查所获知的信息为自己或第三方谋取商业利益。

九、我知晓：如果我违背组织机构的研究利益冲突政策，违背保密和诚信的承诺，可能会受到组织机构的行政处罚，还将承担由此而导致的法律责任。

十、本承诺书一式两份。组织机构人事管理部门和委员各持一份。

人事管理部门	
日期	年　　月　　日（组织机构人事管理部门盖章）

委员签名	
日期	年　　月　　日

文件编号：AF/ZZ-02/04.0

遵循研究利益冲突政策的承诺

（法人代表、研究管理部门的领导）

我承诺遵循组织机构的研究利益冲突政策的规定。

我知晓：我本人，我的配偶和受抚养的子女，或者我的商业合伙人，如果与我签署的研究项目合同方、或者我所管理的研究项目申办者之间存在任何数额的经济利益，我应当主动向监察室声明，并应当授权其他人签署研究项目合同，或者不参与该项目的立项审批程序。

应当主动声明的研究经济利益包括：

- 与合同方/申办者之间存在授予专利许可，或者研究成果转让的关系。
- 与合同方/申办者之间存在投资关系，如持有申办者公司的股票。
- 与合同方/申办者之间存在购买、出售、租借任何财产或不动产的关系。
- 拥有与研究产品有竞争关系的类似产品的经济利益。
- 与合同方/申办者之间存在雇佣与服务关系。
- 接受合同方/申办者支付的顾问/咨询费。

我知晓：如果我违背该利益冲突政策，可能会受到组织机构的行政处罚，还将承担由此而导致的法律责任。

我将接受政府主管部门、组织机构监察室的监督。

组织机构监察室	
日期	年　　月　　日（组织机构监察室盖章）

签名	
日期	年　　月　　日

文件编号：AF/ZZ-03/04.0

研究经济利益冲突声明

（研究者，研究人员）

研究项目	
项目来源	

我知晓：我本人，我的配偶和受抚养的子女，或者我的商业合伙人，如果与我所承担或参与的研究项目或该项目的申办者之间存在任何数额的经济利益，我应当主动声明。

根据组织机构研究利益冲突政策，我对所承担或参与的研究项目的经济利益声明如下：

与研究项目或该项目的申办者之间存在授予专利许可或研究成果转让的关系	□ 是，□ 否
与研究项目或该项目的申办者之间存在投资关系	□ 是，□ 否
与研究项目或该项目的申办者之间存在购买、出售、租借任何财产或不动产的关系	□ 是，□ 否
拥有与研究产品有竞争关系的类似产品的经济利益	□ 是，□ 否
与该项目的申办者之间存在雇佣与服务关系	□ 是，□ 否
接受该项目的申办者支付的顾问/咨询费（如有，填写具体数字）：	□ 是，□ 否

承诺	我的上述经济利益冲突声明属实
签名	
日期	年　　月　　日

文件编号：AF/ZZ-04/04.0

伦理委员会委员履职能力考核表

（________ 年度）

姓名		职业	
伦理委员会		伦理委员会职务	

一、年度工作客观指标的统计：委员，主任委员，副主任委员

出席审查会议次数	
参会率	
会议审查项目数	
会审的主审项目数	
快审的主审项目数	
审查工作表记录的及时性	
参加培训的次数	
参加培训的课时	
讲授培训课程的次数	
讲授培训课程的课时	
获得培训证书的份数	

说明：伦理委员会办公室提供信息

二、能力的自我评估：委员，主任委员，副主任委员

1. 会议审查讨论的贡献

2. 审查工作表记录的质量

3. 知晓法规要求并识别有待改进的领域的能力

4. 知晓组织机构管理与程序要求并识别有待改进的领域的能力

5. 与秘书的沟通和合作工作的能力

6. 与研究者的沟通能力

三、能力的自我评估：主任委员，副主任委员

1. 领导伦理审查事务管理（主持审查会议，审签会议记录，审签审查决定文件）的能力

2. 与组织机构管理人员的沟通能力

签名	
日期	年　　月　　日

文件编号：AF/ ZZ-05/04.0

伦理委员会秘书履职能力考核表

（________ 年度）

姓名	
伦理委员会	

一、年度工作客观指的统计

受理送审的项目数	
处理快审事务项目数	
处理会审事务项目数	
准备会议日程的数量	
送达预审主审材料的及时性	
完成会议记录的数量	
完成会议记录的及时性	
完成审查决定文件的数量	
参加培训的次数	
参加培训的课时	
讲授培训课程的次数	
讲授培训课程的课时	
获得培训证书的份数	

说明：伦理委员会办公室提供信息

二、能力的自我评估

1. 审查会议前的会务准备

2. 会议记录的规范性

3. 维护伦理委员会委员名册的正确性与合规性

4. 维护文件档案的正确性与合规性

5. 网络伦理审查管理系统信息记录的正确性与合规性

6. 知晓法规要求并识别有待改进的领域的能力

7. 知晓组织机构管理与程序要求并识别有待改进的领域的能力

8. 与主任委员、副主任委员、委员的沟通和合作工作能力

9. 与组织机构管理人员的沟通能力

10. 与研究者的沟通能力

签名	
日期	年　　月　　日

文件编号：AF/ZZ-06/04.0

培训记录

一、培训项目和参加人员记录

主办单位			
培训主题			
培训内容	附：培训会议日程		
培训地点			
培训日期		培训课时	
参加的委员，秘书			
电子版培训证书	（上传）		
记录者			
记录日期	年 月 日		

二、个人历次培训的记录

姓名	

主办单位	培训主题	培训地点[1]	培训日期	培训课时	培训考核[2]

1. 培训地点：如果是网络培训，记录“网络培训”
2. 培训考核：如果培训没有考核，记录“无”

第三类　伦理委员会的管理

文件编号：AF/LL-01/04.0

伦理委员会管理和程序文件修订申请表

一、修订建议

1. 修订的原因

□	伦理相关的法律、法规、政策和指南的颁布或修订
□	委员、秘书对工作程序的改进建议
□	政府监督检查的意见
□	第三方对伦理委员会工作的质量评估的意见
□	内部审核、研究伦理审查体系认证审核发现的不符合项
□	其他：

2. 修订的事项

3. 修订的内容

4. 修订涉及的文件

提议者签名	
日期	年　　月　　日

二、审核意见

□ 同意修订，□ 不同意修订

批准者签名	
日期	年　　月　　日

文件编号：AF/LL-02/04.0

伦理委员会管理和程序文件沿革表

一、第 2 版修订

略。

二、第 3 版修订

略。

三、第 4 版修订。日期：2021 年 2 月

修订原因	伦理相关的法律、法规、政策和指南的更新：ICH GCP，我国 GCP；CIOMS 涉及人的健康相关研究国际伦理指南；国家认证认可监督管理委员会：涉及人的生物医学研究伦理审查体系要求

修订事项	建立伦理审查体系
修订内容	1. 组织机构在其现有的组织架构和部门职责的基础上，建立研究伦理审查体系的组织架构，界定伦理审查体系各相关管理部门、伦理委员会、伦理委员会办公室、以及研究者和研究人员的受试者保护职责 2. 伦理委员会接受组织机构的内部审核 3. 管理文件分为组织机构的管理，伦理委员会的管理
涉及的文件	组织机构伦理审查体系管理规范，伦理委员会章程，接受内部审核，管理和程序文件列表，附件表格列表

修订事项	组织机构负责伦理委员会的组建和换届
修订内容	国家卫健委的规定，从事涉及人的生物医学研究的组织机构（包括医疗卫生机构、科研院所、高等院校等）是研究伦理审查工作的管理责任主体，应当设立伦理委员会。根据该规定，删除了办公室的伦理委员会（行政）主任这一岗位，并相应的删除了“负责伦理委员会的管理工作”这一职责。明确组织机构负责伦理委员会的组建和换届，办公室的职能是为伦理委员会提供审查事务的服务
涉及的文件	组织机构伦理审查体系管理规范，伦理委员会章程，岗位职责

修订事项	伦理委员会的权利
修订内容	组织机构授予伦理委员会以下权利：同意，必要的修改后同意，不同意，终止或者暂停已同意的研究。新增：观察或让第三方观察知情同意的过程或研究的实施
涉及的文件	伦理委员会章程，初始审查，方案审查工作表，偏离方案审查，偏离方案审查工作表，投票单，现场访查

修订事项	伦理委员会的组成
修订内容	1. 人数：伦理委员会组成人数不少于 7 人 2. 类别：委员的专业类别依据委员的职业
涉及的文件	伦理委员会章程，文件与信息管理（委员名册）

修订事项	委员的审查能力
修订内容	1. 首次聘任的委员应当经过岗前培训，经考核合格后上岗 2. 组织机构对伦理委员会委员履职能力的考核
涉及的文件	伦理委员会章程，伦理委员会组成人员履职能力考核，伦理委员会委员履职能力考核表，伦理委员会秘书履职能力考核表

修订事项	利益冲突的声明：可操作性和有效性
修订内容	1. 委员：利益冲突与审查项目有关。修订：委员任命时不涉及审查，不用签署利益冲突声明，任命时签署履职承诺书，承诺遵循利益冲突政策。委员在审查项目时声明利益冲突 2. 独立顾问：利益冲突与咨询项目有关。修订：独立顾问利益冲突声明作为咨询工作表的附录，与咨询项目关联，而不是单独签署一份 3. 研究者和研究人员：修订：明确组织机构委托伦理委员会审查研究者和研究人员的利益冲突，要求研究者和研究人员在初始审查送审时提交经济利益冲突声明
涉及的文件	伦理委员会章程，研究利益冲突政策，邀请独立顾问，送审文件清单，初始审查，委员履职承诺书，独立顾问咨询工作表，研究利益冲突声明（研究者，研究人员）

修订事项	伦理审查流程的程序文件
修订内容	受理、处理、审查、传达决定、存档等审查流程的文件分两类： 1. 伦理审查的程序：重点说明受理，处理（新增：选择审查方式，选择主审委员，邀请独立顾问，审查会议事务，审查会议记录），审查，传达决定，存档等流程节点的操作程序的共性要求 2. 伦理审查的类别：重点说明各伦理审查类别（初始审查，修正案审查，年度/定期审查，安全性审查，偏离方案审查，终止/暂停研究审查，研究完成审查，复审）的受理、处理、审查、传达决定、存档等流程节点的操作程序的个性要求
涉及的文件	选择审查方式，选择主审委员，邀请独立顾问，审查会议事务，审查会议记录，存档审查文件，初始审查，修正案审查，年度/定期审查，安全性审查，偏离方案审查，终止/暂停研究审查，研究完成审查，复审

修订事项	信息技术
修订内容	新增：网络伦理审查管理系统

涉及的文件	网络伦理审查管理系统。伦理审查程序类文件加入了网络伦理审查管理系统的相关内容

修订事项	送审文件
修订内容	1. 研究人员的资格证明文件：不再送审（送审研究者的资格证明文件） 2. 药检报告：不再送审 3. 保险或保证声明：方案和知情同意书中有关受试者发生与试验相关损害时可获得免费医疗和补偿的陈述或声明，而不是送审保险合同
涉及的文件	送审文件清单

修订事项	修正案的送审
修订内容	修订：仅涉及临床研究管理方面的方案修改，如更换监查员、变更电话号码等，不需报告伦理委员会
涉及的文件	伦理审查送审指南，修正案审查，术语

修订事项	安全性报告
修订内容	研究者向申办者报告严重不良事件（SAE），向伦理委员会提交申办者提供的可疑且非预期严重不良反应报告，以及其他潜在的严重安全性风险信息报告，年度安全性报告
涉及的文件	伦理审查送审指南，安全性审查，术语

修订事项	偏离方案的报告
修订内容	1. 及时报告：增加受试者风险或者显著影响临床研究实施的偏离方案 2. 定期汇总报告：不属于增加受试者风险或者显著影响临床研究实施的偏离方案
涉及的文件	伦理审查送审指南，偏离方案审查，术语

修订事项	确保委员获得审查所需的足够信息
修订内容	过去很多送达委员预审的文件不是整套送审文件。修订：明确要求秘书为每位委员送达整套送审文件，或可以利用网络信息系统查阅整套送审文件
涉及的文件	审查会议事务，选择主审委员，邀请独立顾问

修订事项	审查方式：快速审查的适用范围
修订内容	新增：不属于增加受试者风险或显著影响研究实施的非预期问题
涉及的文件	选择审查方式，修正案审查，年度/定期审查，偏离方案审查，安全性审查

修订事项	审查方式：安全性报告

修订内容	鉴于判断安全性事件是否增加受试者的风险需要医学专业知识，新增：伦理委员会可以指定1～2名医学专业背景的委员作为所有安全性报告的主审，由其决定是快审通过，还是提交会议审查
涉及的文件	选择审查方式，选择主审委员，安全性审查

修订事项	主审：效率
修订内容	新增：主审委员可以在主审过程中就其所关注的问题直接与研究者交流，并应当在审查工作表中记录问题，以及研究者的解释或答复
涉及的文件	会议审查，快速审查

修订事项	咨询独立顾问：效率
修订内容	1. 主审委员在不透露所咨询的项目信息情况下，可以直接联系专家以获得咨询意见，并应当在审查工作表中记录咨询对象、咨询问题和咨询意见。这种情况不涉及利益冲突，不要求独立顾问签署利益冲突声明 2. 独立顾问提供咨询意见有两种方式：①一般是通过咨询工作表，或者主审委员与之直接询问的方式。②仅在必要的情况下，邀请独立顾问参加审查会议。要求尽可能以便捷的咨询方式邀请独立顾问
涉及的文件	邀请独立顾问，会议审查，快速审查，初始审查，修正案审查，年度/定期审查，安全性审查，偏离方案审查，终止/暂停研究审查，复审

修订事项	伦理审查同意研究的标准
修订内容	根据国家认监委的伦理审查体系认证标准，采用国际公认的伦理审查同意研究的标准： • 研究具有科学价值和社会价值 • 受试者的风险最小化 　• 通过采用与合理的研究设计相一致，且避免受试者暴露于不必要风险的研究程序，使受试者的风险减少到最低限度 　• 在任何适当的情况下，通过采用受试者诊断或治疗需要执行的程序，使受试者的风险减少到最低限度 • 受试者的风险与其参加研究的预期获益（如有）以及可以合理预期产生的知识的重要性相比是合理的 • 在适当的情况下，研究有合适的数据安全监查计划 • 基于对研究目的，进行研究的环境，涉及弱势人群研究的特殊问题，选择标准和招募程序的考虑，确认受试者的选择是公平的 • 将征求每位潜在受试者或其监护人的知情同意，确认获取知情同意过程的计划安排和知情同意文件提供的信息符合规范要求，并有适当的文件证明知情同意 • 在适当的情况下，研究有合适的规定以保护受试者的隐私

修订内容	• 在适当的情况下，研究有合适的规定以维护数据的机密性 • 当部分或所有受试者可能容易受到胁迫或不当影响时，研究包括附加的保护措施，以保护这些受试者的权益和安全
涉及的文件	涉及人的生物医学研究伦理审查指南，会议审查，初始审查，方案审查工作表

修订事项	跟踪审查
修订内容	新增：跟踪审查应当关注增加受试者风险或显著影响研究实施的非预期问题 • 临床研究实施中为消除对受试者紧急危害的研究方案的偏离或修改 • 增加受试者风险或者显著影响临床研究实施的改变 • 所有可疑且非预期严重不良反应 • 可能对受试者的安全或者临床研究的实施产生不利影响的新信息
涉及的文件	涉及人的生物医学研究伦理审查指南，选择审查方式，快速审查，修正案审查，年度/定期审查，偏离方案审查，安全性审查

修订事项	表决
修订内容	1. 表决的委员符合法定人数。法定人数修订为：①应当包括医药专业、非医药专业的委员，独立于组织机构的委员，以及不同性别的委员。②人数不少于 7 人。③有利益冲突退出审查会议决定的委员，不计入法定人数 2. 表决的委员：新增：表决的委员应当参与会议审查的讨论 3. 表决的方式：除投票外，新增：口头，举手，电子 4. 决定票数：修订：超过伦理委员会全体委员的半数
涉及的文件	伦理委员会章程，审查会议规则，会议审查

修订事项	决定文件
修订内容	1. 名称：伦理审查意见，不再用伦理审查批件 2. 一般信息：包括送审文件目录、审查同意文件目录 3. 新增：伦理委员会组成和运行符合 GCP 及相关法律法规的声明
涉及的文件	传达审查决定

修订事项	传达审查决定
修订内容	1. 不再要求附会议签到表（决定文件有参与项目审查的委员名单） 2. 传达对象新增：（本机构）研究管理部门，例如临床试验机构 3. 同意的审查决定，且属于安全性审查，偏离方案审查，研究完成审查，终止或者暂停已同意的研究，可以不书面传达伦理审查意见
涉及的文件	传达审查决定

修订事项	现场访查的范围
修订内容	1. 根据伦理审查意见的要求，“观察知情同意的过程”，或者“观察研究的实施”，到研究现场进行的监督活动。现场访查的发现和意见，向下次审查会议报告，形成一个完整的审查过程 2. 受委托的伦理审查，需要对委托伦理审查的组织机构有关受试者保护所需资源进行现场评估，需要访谈研究者以确认其资格
涉及的文件	现场访查

修订事项	受试者抱怨
修订内容	如果受试者的诉求和意见属于可能对受试者安全或临床研究实施产生不利影响的非预期问题，秘书安排向下次伦理审查会议报告。不再要求伦理委员会受理的所有受试者抱怨都向审查会议报告
涉及的文件	受试者抱怨，审查会议事务

修订事项	文件与信息管理
修订内容	新增：在组织机构官网公开的伦理委员会的组织信息，伦理审查的职能，伦理审查体系的监管要求
涉及的文件	文件与信息管理

修订事项	沟通交流
修订内容	1. 各研究中心之间的沟通交流是指方案修正、非预期问题的报告、期中分析的报告，属于伦理审查送审的范围 2. 办公室提醒研究者提交年度报告/研究进展报告，提醒同意研究的有效期到期，作为办公室管理的一个独立的程序文件 3. 对伦理审查意见有异议，研究者/申办者与委员的直接沟通交流，作为办公室管理的一个独立的程序文件
涉及的文件	研究进展/有效期/待复审的信息管理，送审提醒记录，伦理审查意见异议的沟通交流，伦理审查意见异议的沟通交流记录

修订事项	伦理委员会接受审核
修订内容	1. 伦理委员会接受组织机构的内部质量审核：作为伦理委员会的一个独立的 SOP（接受内部审核） 2. 组织机构接受伦理审查体系的认证审核：参见《伦理审查体系认证标准与审核指南》，科学出版社 2021 年 1 月第 1 版
涉及的文件	接受内部审核，文件审核自查表

文件编号：AF/LL-03/04.0

伦理委员会管理和程序文件发放和回收记录

一、文件名称和编号

二、发放和回收记录

部门/人员	新版发放份数	签收人	日期	旧版回收份数

发放/回收者签字	
日期	年　　月　　日

文件编号：AF/LL-04/04.0

保密承诺

我因工作需要对伦理委员会的文档进行查阅，观摩伦理审查会议，我承诺：

- 不复制、不留存所查阅的文件。
- 不向任何第三方泄露所查阅文件的商业信息，受试者个人的隐私信息，以及伦理审查会议讨论的内容。
- 不利用所获知的信息为自己或第三方谋取商业利益。

我已被告知，如果违背承诺，我将承担由此而导致的法律责任。

签名	
联系电话	
工作单位	
日期	年　　月　　日

第四类 送审

文件编号：AF/SS-01/04.0

送审材料清单

一、初始审查

1. 初始审查申请

- AF/SS-02/04.0 初始审查申请表
- 研究方案及其修订版（注明版本号/版本日期）
- 知情同意书及其修订版（注明版本号/版本日期）
- 受试者的招募广告（注明版本号/版本日期）
- 提供给受试者的其他书面资料（注明版本号/版本日期）
- 病例报告表（注明版本号/版本日期）
- 研究者手册（注明版本号/版本日期）
- 现有的安全性资料
- 包含受试者补偿和支付信息的文件
- 研究者资格的证明文件
- AF/ZZ-03/04.0 研究经济利益冲突声明（研究者，研究人员）
- 伦理委员会履行其职责所需要的其他文件
  - ✧ 其他伦理委员会对研究的修改意见或否定性意见
  - ✧ 政府药品监督管理部门对临床试验项目的同意文件
  - ✧ 药审中心沟通交流会议纪要

二、跟踪审查

1. 修正案审查申请

- AF/SS-03/04.0 修正案审查申请表
- 修正文件的修正说明页
- 修正的临床研究方案（注明版本号/版本日期）
- 修正的知情同意书（注明版本号/版本日期）
- 修正的招募材料（注明版本号/版本日期）
- 修正的提供给受试者的书面资料（注明版本号/版本日期）
- 需要伦理审查同意的其他修正文件

2. 年度报告/研究进展报告

- 年度报告
- 研究进展报告

3. 安全性报告
- 可疑且非预期严重不良反应报告
- 其他潜在的严重安全性风险信息报告
- 年度安全性报告

4. 偏离方案报告
- 偏离方案报告

5. 终止/暂停研究报告
- 终止/暂停研究报告

6. 研究完成报告
- 研究完成报告

三、复审
1. 复审申请
- AF/SS-09/04.0 复审申请表
- 修正的临床研究方案（注明版本号/版本日期）
- 修正的知情同意书（注明版本号/版本日期）
- 修正的招募材料（注明版本号/版本日期）
- 修正的提供给受试者的书面资料（注明版本号/版本日期）
- 需要伦理审查同意的其他修正文件

文件编号：AF/SS-02/04.0

初始审查申请表

项目名称	
项目来源	
研究者	
专业科室	

研究设计要点

1. 研究目的

2. 研究的科学依据

3. 研究程序，说明其中哪些是受试者诊断或治疗需要执行的程序

4. 研究相关损害的风险

5. 研究潜在的获益

• 研究的社会价值

• 受试者的获益
□ 对受试者没有诊断、治疗、或预防的潜在获益（如Ⅰ期、探索性试验）
□ 对受试者有诊断、治疗、或预防的潜在获益（如Ⅲ期、确证性试验）

6. 纳入标准与排除标准

7. **研究实施的环境**（例如：研究条件，医疗条件，文化习俗，经济水平）

8. **受试者安全性数据监测的规定**

• 收集哪些安全性信息，以及收集的频率

• 评估累计安全性数据的频率和程序

• 数据安全监查结果报告的程序，例如 SUSAR

• 特定事件或终点所计划采取的措施，例如对症用药规定，提前中止研究规定

• 是否设置数据监查委员会
□ 是，□ 否

9. **招募方式与程序**

• 招募方式
□ 广告，□ 临床诊疗过程，□ 数据库 □ 其他→：

• 招募者
□ 医生，□ 研究人员，□ 中介公司 □ 其他→：

• 招募程序

10. 受试者的补偿和支付计划

• 补偿
货币补偿：□ 无，□ 有，数额→：
非货币补偿：□ 无，□ 有→：

• 支付计划

11. 受试者参与研究的费用

• 受试者参加研究的直接费用（如交通费）的报销或津贴
□ 无，□ 有→：

• 谁支付研究干预和研究程序的费用，例如研究药物，理化检查的费用
研究药物的费用：□ 申办者支付，□ 受试者或其医疗保险支付
研究理化检查的费用：□ 申办者支付，□ 受试者或其医疗保险支付

12. 获取知情同意过程的计划安排

• 获取知情同意的场所
□ 受试者接待室，□ 门诊诊室，□ 病房 □ 其他→：

• 获取同意者及其使用的语言
□ 研究者，□ 研究人员，□ 其他→：
□ 中文，□ 其他→：

• 给予同意者及其使用的语言
□ 受试者，□ 监护人
□ 中文，□ 其他→：

• 获取知情同意的时间安排，例如，阅读知情同意书、提问、商量和考虑的机会和时间

• 减少胁迫或不当影响的措施

13. 申请变更或豁免知情同意

☐ 否，☐ 是→：☐ 申请变更知情同意，☐ 申请豁免知情同意

理由：

14. 保护受试者隐私利益的规定

15. 维护可识别数据机密性的规定

16. 研究涉及弱势群体或个体：☐ 否，☐ 是→

• 弱势的具体特征，例如，同意的能力，经济地位低下

• 针对性的附加保护措施

17. 研究者的其他研究工作

• 本人在研的研究项目数：_______项
• 在研项目中，与本项目的目标疾病相同的项目数：_______项

研究者责任声明	我将遵循 GCP、方案以及伦理委员会的要求，开展本项临床研究
研究者签字	
日期	年　　月　　日

文件编号：AF/SS-03/04.0

修正案审查申请表

项目名称	
项目来源	
研究者	
专业科室	

一、修正的原因

□	为消除对受试者的紧急危害，在伦理委员员会同意前，研究者修改方案
□	其他原因

具体说明修正的原因

二、修正的文件、内容

修正的文件：
原文：
修正后：

（此表可添加）

研究者签字	
日期	年 月 日

文件编号：AF/SS-04/04.0

年度报告/研究进展报告

项目名称	
项目来源	
研究者	
专业科室	

一、研究概况

1. 一般信息

	研究项目进展概况	本中心研究进展概况
研究总例数		
累计入组的例数		
在研的受试者例数		
累计提前退出的例数		
退出的原因		

2. 如果存在不需提交伦理审查、仅涉及临床研究管理或后勤方面的方案修改，请详细说明：

3. 自初始审查或上次年度/定期审查以来，是否发生增加受试者风险或者显著影响研究实施的非预期问题：□ 否，□ 是 → 非预期问题的概要：

二、研究者基于研究结果对当前风险与潜在获益的评估

三、是否申请延长伦理审查同意研究的有效期

□ 是，□ 否

研究者签字	
日期	年　　月　　日

文件编号：AF/SS-05/04.0

严重不良事件报告表

临床试验项目名称	
报告类型	☐ 首次，☐ 随访，☐ 总结报告

临床试验同意文号			
申办者的单位名称			
申办者的联系人		电话	
临床研究分类	☐ I 期，☐ II 期，☐ III 期，☐ IV 期，☐ 生物等效性试验，☐ 其他		

研究机构名称			
报告者姓名			
报告者的电话		电子信箱	

受试者的鉴认代码		民族	
出生时间	年 月 日	性别	☐ 男，☐ 女
体重（公斤）		身高（厘米）	
受试者是否退出研究	☐ 是，☐ 否		

现病史（试验用药适应证以外，SAE 发生时未恢复的疾病）：描述每一疾病的名称，开始时间，治疗药物（通用名）及用法用量
既往史（SAE 发生时已经恢复的以往疾病，以及饮酒史，吸烟史，过敏史。特别说明有无肝病史、肾病史
家族史

严重不良事件（此表可复制）			
SAE 名称（诊断）			
SAE 是否预期	☐ 是，☐ 否		
SAE 发生时间	年 月 日	SAE 结束时间	年 月 日
SAE 获知时间	年 月 日		

SAE 程度	□ 导致死亡，□ 危及生命（指患者即刻存在死亡的风险，并非是指假设将来发展严重时可能出现死亡），□ 导致住院或住院时间延长，□ 永久或显著的功能丧失，□ 致畸、致出生缺陷，□ 其他重要医学事件（可能不会立即危及生命、死亡或住院，但如需要采取医学措施来预防以上情形之一的发生，也通常被视为是严重的）			
CTCAE 分级				
对 SAE 的医疗措施	□ 无，□ 有（请在“SAE 临床表现及处理的详细情况”栏说明），□ 不详			
SAE 的转归	□ 痊愈，□ 痊愈伴有后遗症，□ 好转，□ 无好转，□ 死亡，□ 不详			
死亡时间	年　月　日	是否尸检	□否，□是（附尸检报告）	

与 SAE 相关的实验室检查项目			
检查项目名称	检查日期	检查结果	正常值上下限

试验用药品使用情况（如为设盲试验，尚未破盲，“试验用药品名称”记录未破盲）（多个药物，可复制此表）			
试验用药品名称			
药物编号			
临床试验用药适应证			
是否已经给药	□ 是，□ 否	开始用药时间	年　月　日
剂量/日		给药途径	
对试验用药采取的措施	□ 继续用药，□ 减少剂量，□ 停药，□ 停药后恢复用药		
采取措施的时间	年　月　日		
是否破盲	□ 是，□ 否	破盲时间	年　月　日

合并用药（合并用药指 SAE 发生前开始使用，SAE 发生时正在使用的药品。针对 SAE 的治疗用药，请记录在“SAE 临床表现及处理的详细情况”栏）					
药物名称	剂量/日	给药途径	开始用药时间	停药时间	使用原因
			年　月　日	年　月　日	
			年　月　日	年　月　日	
			年　月　日	年　月　日	

SAE 相关性评价	
可疑的药物	
与 SAE 的相关性	□ 肯定有关，□ 很可能有关，□ 可能有关，□ 可能无关，□ 肯定无关，□ 无法评价
停用可疑药物后	□ SAE 消失，□ SAE 没有消失，□ 不适用，□ 不详
再次使用可疑药物后	□ SAE 再次出现，□ SAE 没有再次出现，□ 不适用，□ 不详

是否为 SUSAR	□ 是，□ 否

SAE 临床表现及处理的详细情况，包括：患者一般情况，疾病史，入组后诊断、治疗情况，是否合并用药及具体药物、给药方法，出现不良反应的时间、严重程度，相关检查检验结果，采取的措施（包括是否减药停药、减药停药后不良反应是否仍然存在、是否进行了对症治疗、具体治疗方法、停药后再次使用药物是否出现不良反应等）、转归（包括出现 SAE 后历次相关检查检验结果等）。与试验药物因果关系判定应综合非临床安全性研究结果、其他临床研究安全性信息、同类药物安全性研究信息、药物作用机理等，简单分析并阐述与药物的相关性的判定依据

研究者签字	
日期	年　　月　　日

文件编号：AF/SS-06/04.0

偏离方案报告

项目名称	
项目来源	
研究者	
专业科室	

一、偏离方案的类别

□	为消除对受试者的紧急危害，在伦理委员会同意前，研究者偏离方案

□	研究纳入了不符合纳入标准或符合排除标准的受试者
□	符合终止试验规定而未让受试者退出研究
□	给予错误的治疗或剂量
□	给予方案禁止的合并用药
□	可能对受试者的权益和安全造成显著影响的情况
□	可能对研究的科学性造成显著影响的情况
□	同一研究人员的同一偏离方案行为在被要求纠正后，再次发生
□	研究人员不配合监查/稽查
□	研究人员对偏离方案事件不予以纠正
□	其他：

二、偏离方案事件的描述

三、对偏离方案采取的纠正措施

研究者签字	
日期	年　　月　　日

文件编号：AF/SS-07/04.0

终止/暂停研究报告

项目名称	
项目来源	
研究者	
专业科室	

一、一般信息

□	申办者提出：□ 暂停研究，□ 终止研究
□	研究者提出：□ 暂停研究，□ 终止研究

□	停止纳入新的受试者，在研的受试者继续完成研究干预和随访
□	停止研究相关的干预，研究仅是对受试者的跟踪随访
□	（本中心）没有受试者入组，且未发现额外风险

是否通知受试者终止或暂停研究的事项：□ 否，□ 是→
通知的对象：□ 已入组的全部受试者，□ 仅在研的受试者

二、终止/暂停研究的原因

三、有序终止/暂停研究的程序

1. 受试者的安全监测

安全监测对象
□ 已入组的全部受试者，□ 仅在研的受试者，□ 无需安排退出程序的安全监测

安全性监测的指标与频率

2. 受试者退出研究后的医疗安排

3. 继续完成研究干预的受试者，后续的其他安排

是否重新获得受试者继续参加研究的知情同意：□ 是，□ 否

是否将受试者转给其他研究人员，在独立的监督下继续研究：☐ 是，☐ 否
其他后续安排：

研究者签字	
日期	年　　月　　日

文件编号：AF/SS-08/04.0

研究完成报告

项目名称	
项目来源	
研究者	
专业科室	

一、研究信息

研究开始日期	年 月 日
最后 1 例出组日期	年 月 日
合同研究的总例数	
入组的例数	
完成研究观察的例数	
提前退出研究的例数	

二、如果研究相关损害的受试者尚未康复，医疗费用和补偿存在纠纷，请简述后续安排

研究者签字	
日期	年 月 日

文件编号：AF/SS-09/04.0

复审申请表

项目名称	
项目来源	
研究者	
专业科室	

一、对伦理审查意见的要求没有异议

伦理审查的要求修正的文件和内容：
修正的情况：

（此表可添加）

二、对伦理审查意见的要求有不同意见

伦理审查的意见：
不同的意见：

（此表可添加）

研究者签字	
日期	年　　月　　日

第五类 受理

文件编号：AF/SL-01/02.0

补充送审材料通知

送审类别	

项目名称	
项目来源	
研究者	
专业科室	

需要补充的送审材料或事项

伦理委员会 秘书签字	
日期	年 月 日

文件编号：AF/SL-02/02.0

受理通知

受理号	
送审类别	

项目名称	
项目来源	
研究者	
专业科室	

已受理的送审材料

预计的审查会议日期	年　　月　　日

伦理委员会	
秘书签字	
受理日期	年　　月　　日

第六类 审查/咨询工作表

文件编号：AF/SC-01/04.0

方案审查工作表

受理号			
项目名称			
项目来源			
专业科室			
研究者		联系方式	

一、研究的价值

标准：研究具有科学价值和社会价值。

审查要素

1. 研究的社会价值[1]

研究可能产生的信息对一个有意义的健康问题的理解或干预直接相关	✓ X —
研究对促进个人或公共卫生有预期的贡献	✓ X —
研究具有重要性。研究重要性的程度取决于健康需求问题的重要性，方法的新颖性和预期的优点，解决问题的替代方法的优点等	✓ X —

2. 研究的科学价值

研究有充分的科学依据，临床前和临床的信息足以支持所提议的研究	✓ X —
研究设计科学合理，能够产生可靠、有效的信息，实现研究目的	✓ X —
临床研究方案清晰、详细、可操作	✓ X —

二、受试者的风险

标准：受试者的风险最小化，确认受试者的风险与其参加研究的预期获益（如有）以及可以合理预期产生的知识的重要性相比是合理的。

1. 风险最小化

通过采用与合理的研究设计相一致，且避免受试者暴露于不必要风险的研究程序，使受试者的风险减少到最低限度	✓ X —
在任何适当的情况下，通过采用受试者诊断或治疗需要执行的程序，使受试者的风险减少到最低限度	✓ X —

[1] 记录说明：每一要点的审查，没有问题在✓画圈，存在问题在 X 画圈，不适用在—画圈。下同

2. 受试者的风险与获益相权衡是合理的

2.1 对受试者没有潜在诊断、治疗或预防获益的研究

风险必须最小化	✓X—
风险与研究所获知识的社会价值和科学价值相比是适当的	✓X—

2.2 对受试者具有潜在诊断、治疗或预防获益的研究

风险已被最小化，并且潜在的个人获益超过风险	✓X—
根据预期风险和获益，已获得的证据提示研究干预至少与任何有效的替代方法同样有利	✓X—
作为一般规则，研究对照组的受试者应当接受一个已被证明有效的干预	✓X—
一般规则的例外：对照采用任何弱于已被证明的最佳有效的干预措施、或安慰剂、或不予治疗 • 研究的目标病症没有已证明有效的干预 • 出于令人信服的、科学合理的方法学理由（例如，对已证明有效干预的临床反应有高度差异；症状多变，自发缓解率高；研究的病症有很高的安慰剂效应），且不会使受试者遭受任何额外的严重或不可逆的伤害	✓X—

3. 资源

研究者在临床研究约定的期限内有足够的时间实施和完成临床研究	✓X—
具有足够数量的合格研究人员	✓X—
有程序确保所有研究人员熟悉研究方案，以及研究相关的工作和责任	✓X—
能够接触到招募足够数量受试者所需的目标人群	✓X—
能够为受试者提供研究所需的、可使用的医疗设备和设施，以及社会心理支持	✓X—

三、安全监查

标准：在适当的情况下，研究有合适的数据安全监查计划。

1. 适当的情况

受试者风险不大于最低风险，则不适用安全监查的这一审查要素：☐ 不适用，☐ 适用→

2. 合适的数据安全监查规定

基于研究干预和程序的特定风险，确认方案规定收集的安全性信息、以及收集的频率是否合适。例如，对安全性评价有重要意义的不良事件和实验室异常值	✓X—
基于受试者的风险程度，审查申办者评估累计安全性数据的频率或周期，以及分析和解释的程序是否合适	✓X—
审查数据安全监查结果报告的程序是否合适。例如，SUSAR 报告	✓X—
基于研究预期的风险，审查对特定的事件或终点所计划采取的措施是否合适。例如，对症用药的规定，受试者提前退出研究的规定，终止或者暂停研究的规定	✓X—

3. 数据监查委员会

对于旨在挽救生命、预防严重疾病进展或降低重大不良健康结果风险的研究，以及需要期中分析以确保受试者安全的研究，可能需要设立独立的数据监查委员会	✓ X —

4. 年度/定期审查频率

根据受试者风险的程度，确定年度/定期审查的频率，至少每年 1 次	__个月

四、受试者的选择

标准：伦理委员会应当基于对研究目的，进行研究的环境，涉及弱势人群研究的特殊问题，选择标准和招募程序的考虑，审查并确认受试者的选择是公平的。

1. 公平的选择受试人群

基于对研究目的，进行研究的环境，涉及弱势人群研究的特殊问题，选择标准和招募程序的考虑，审查并确认受试者的选择是公平的	✓ X —

2. 招募程序：避免胁迫或不正当影响

2.1 招募者的身份

招募者的身份是否会对受试者造成不正当的影响，例如，患者与临床医生之间存在依赖关系	✓ X —

2.2 招募材料不应当含有以下信息：

宣称或者暗示超出知情同意文件和方案描述之外的有利的结果或者其他的获益	✓ X —
使用“新治疗”、“新药物”或“新药”术语，而没有解释测试物是试验性的	✓ X —
要求受试者放弃其合法权益	✓ X —
豁免研究者、申办者或研究机构的过失责任	✓ X —
以醒目字体方式强调补偿金额	✓ X —
将受试者参与研究不需要花费金钱的情况表述为“免费治疗”	✓ X —

2.3 如果存在旨在加快招募速度的招募费用，伦理审查应当确认：

给受试者提供了充分的时间和机会以考虑是否参加研究	✓ X —
没有增加对研究者或受试者施加胁迫或不正当影响的可能性	✓ X —

3. 补偿

补偿的数额与受试者参与研究所造成的不便和花费的时间相关	✓ X —
补偿的水平不与受试者风险程度相关联	✓ X —
根据研究所在地区的文化与人群传统，以及社会经济背景，确认补偿的数额是适当的，普通受试者同意参与研究不是基于所给予的补偿，而是他们自己更好的判断	✓ X —
补偿的方式（货币，非货币）是合适的	✓ X —
支付计划是按照受试者实际完成研究的比例支付，而不是以完成全部研究为条件	✓ X —

完成研究的奖金数额在合理范围	✓X—
知情同意文件中列出了补偿的所有信息，包括补偿金额和按比例支付的计划	✓X—

4. 费用

受试者参加研究的直接费用（如交通费），所给予的报销或津贴是适当的	✓X—
临床试验的费用（如试验药物、检验检查的费用），支付是合规的	✓X—

五、知情同意

标准：将征求每位潜在受试者或其监护人的知情同意，确认获取知情同意过程的计划安排和知情同意文件提供的信息符合规范要求，并有适当的文件证明知情同意。

1. 获取知情同意过程的计划安排

研究者将获得受试者或其监护人的具有法律效力的知情同意	✓X—
只有向潜在受试者或其监护人提供了充分的机会考虑是否参与的情况下，才征求其同意	✓X—
只有在将胁迫或不当影响的可能性减少到最低的情况下，才征求其同意	✓X—
提供给受试者或其监护人的信息应当使用其能够理解的语言	✓X—
知情同意过程不包含任何使受试者或其监护人放弃或似乎放弃其合法权利的语言	✓X—
知情同意过程没有豁免或似乎豁免研究者/机构、申办者或其代理人的过失责任	✓X—

2. 知情同意文件提供的信息

2.1 基本信息：知情同意文件应当提供的基本信息：

说明试验的研究性质	✓X—
解释研究目的	✓X—
受试者参与研究的预期持续时间	✓X—
说明受试者需要遵循的程序	✓X—
说明其中所涉及的任何试验性程序	✓X—
说明对受试者任何合理可预期的风险或不适	✓X—
说明从研究中可以合理预期的对受试者或他人的任何获益，以及不能获益的可能性	✓X—
说明对受试者有益的、可选择的替代程序或治疗方法（如有），及其重要的潜在获益和风险	✓X—
说明维护可识别受试者身份记录的机密性的程度（如有）	✓X—
说明受试者需要获得研究相关问题的解答时，可以联系谁	✓X—
说明受试者需要获得受试者权益相关问题的解答时，可以联系谁	✓X—
说明受试者发生研究相关损害时，可以联系谁	✓X—
研究小组的联系方式，以讨论他们所关注的问题，获取信息，提出诉求	✓X—
独立于研究小组之外的伦理委员会联系方式，以处理诉求和意见	✓X—
说明受试者参与研究是自愿的	✓X—
声明如果潜在受试者拒绝参与研究，将不会受到处罚，不会损失其有权享有的利益	✓X—

声明受试者在任何时候退出试验，不会受到处罚或损失其有权享有的利益	✓ X —

2.2 附加信息：政府监督管理部门监管的研究，知情同意文件应当提供的附加信息：

说明政府监督管理部门可能对受试者的原始医学记录进行检查	✓ X —

2.3 附加信息：大于最低风险的研究，知情同意文件应当提供的附加信息：

说明如果发生损害，是否可以获得补偿。如果可以获得补偿，补偿将包括什么内容，或者可以从哪里获得进一步的信息	✓ X —
说明如果发生损害，是否可以获得医药治疗。说明如果发生损害时可以获得医药治疗，它将包括哪些内容，或者可以从哪里获得进一步的信息	✓ X —

2.4 附加信息：适当时，知情同意文件提供给每位受试者的附加信息：

说明特定的治疗或程序可能对受试者存在目前无法预见的风险	✓ X —
说明受试者怀孕或可能怀孕，特定的治疗或程序可能对胚胎或胎儿存在目前无法预见的风险	✓ X —
预期在什么情况下，研究者可以不经受试者同意，提前终止受试者参与研究	✓ X —
受试者参加研究可能产生的任何额外费用	✓ X —
受试者决定退出研究的后果	✓ X —
有序终止受试者参与研究的程序	✓ X —
说明研究期间发现可能与受试者继续参与研究意愿有关的重要新发现，将提供给受试者	✓ X —
参与研究的受试者的大概人数	✓ X —
支付给受试者所有补偿的数额和按比例支付的计划	✓ X —

3. 有适当的文件证明知情同意

知情同意通常以书面文件的方式，将所披露的基本信息和适当的附加信息记录在案	✓ X —
受试者或其监护人将签署知情同意书并注明日期	✓ X —
如果受试者或监护人没有阅读能力，获取其口头知情同意时需要有一名见证人。对于不会讲本地母语的受试者，见证人必须熟悉本地母语及受试者语言。见证人将在知情同意文件上签名并注明日期，以证明知情同意过程	✓ X —
实际获取知情同意的人将签署知情同意书并注明日期	✓ X —
将向受试者或其监护人提供一份已签署的知情同意书副本	✓ X —
将在病史中记录知情同意的具体时间和人员	✓ X —

六、隐私的保护

标准：在适当的情况下，研究有合适的规定以保护受试者的隐私。

1. 适当的情况

研究不涉及个人隐私信息，则不适用隐私保护的这一审查要素：☐ 不适用，☐ 适用→

2. 合适的隐私保护规定

所收集的受试者个人身份、健康相关信息，符合研究目的	✓ X —
报告研究数据时，以受试者鉴认代码代替受试者姓名及其他身份信息	✓ X —
发布临床研究结果时隐藏受试者身份信息	✓ X —
告知受试者：保密程度受到法律和其他规定的限制，例如，申办者的监查稽查、伦理委员会和政府监管部门的检查具有研究信息的直接查阅权；法定传染病依法报告	✓ X —

七、可识别数据的保密

标准：在适当的情况下，研究有合适的规定以维护数据的机密性。

1. 适当的情况

研究不涉及可识别身份的数据，则不适用数据保密的这一审查要素：☐ 不适用，☐ 适用→

2. 合适的维护数据机密性规定

2.1 数据库

所收集和存储的可识别受试者身份的数据，符合研究目的	✓ X —
计算机化系统具有完善的权限管理，未经授权的人员不能访问	✓ X —
存储在数据库中的数据必须匿名或编码	✓ X —
仅以匿名或编码的方式向研究人员提供数据	✓ X —

2.2 生物标本库

存储在生物标本库的标本，采用安全编码隐藏受试者的个人身份信息	✓ X —
仅以匿名或编码的方式向研究人员提供生物标本	✓ X —
未经受试者同意，其个人的遗传疾病检验结果不会透露给其直系亲属	✓ X —

2.3 发表研究结果

如果发布临床研究结果，受试者的身份信息仍保密	✓ X —

八、弱势人群的附加保护

标准：当部分或所有受试者可能容易受到胁迫或不当影响时，研究包括附加的保护措施，以保护这些受试者的权益和安全。

1. 研究是否涉及弱势人群

研究不涉及弱势人群，则不适用弱势人群的附加保护这一审查要素：☐ 不适用，☐ 适用→

2. 涉及无知情同意能力成人的研究：☐ 不属于此类研究，☐ 属于此类研究→

2.1 知情同意的附加保护

无能力给予知情同意的人的监护人已经给予许可，该许可考虑了受试者以前形成的偏好和价值观（如果有的话）；并且，针对受试者理解信息的能力，提供了充分的研究信息，获得了与受试者能力相符的同意（赞同）	✓ X —
如果受试者在研究过程中具备了给予知情同意的能力，则必须获得其对继续参加研究的同意	✓ X —
作为一般规则，潜在受试者拒绝参加研究必须得到尊重，除非在特殊情况下，参加研究被认为是无能力给予知情同意的个人可获得的最佳医疗选择	✓ X —
如果受试者在完全有能力给予知情同意的情况下做出参加研究书面的预先指示，则应遵守该指示	✓ X —

2.2 风险可以接受条件的附加保护

2.2.1 对无知情同意能力的成人具有潜在获益的研究干预或程序

风险必须最小化	✓ X —
预期的潜在个人获益应当超过风险	✓ X —

2.2.2 对无知情同意能力的成人没有潜在个人获益的研究干预或程序

如果研究干预和程序的目标疾病人群包括无知情同意能力的人和具有知情同意能力的人，应当首先在具有知情同意能力的人群中研究该干预和程序，除非如果没有无知情同意能力者参加就无法获得所需的数据	✓ X —
风险必须最小化，且风险程度不得超过最低风险。当此类研究的干预和程序的社会价值是令人信服的，并且研究不能在具有知情同意能力者中进行，伦理委员会可以允许风险稍高于最低风险	✓ X —

3. 涉及儿童和青少年的研究：☐ 不属于此类研究，☐ 属于此类研究→

3.1 知情同意的附加保护

儿童或青少年的父母或监护人已给予许可；并且，提供足够的、根据儿童或青少年发育程度定制的研究信息之后，获得与儿童或青少年能力相符的同意（赞同）	✓ X —
如果未成年人在研究期间达到法定成人年龄，应当获得他们对继续参加研究的同意	✓ X —
作为一般规则，儿童或青少年拒绝参加或拒绝继续参加研究必须得到尊重，除非在特殊情况下，参加研究被认为是儿童或青少年的最佳医疗选择	✓ X —

3.2 风险可以接受条件的附加保护

3.2.1 对儿童或青少年具有潜在获益的研究干预或程序

风险必须最小化	✓ X —
预期的潜在个人获益应当超过风险	✓ X —

3.2.2 对儿童或青少年没有潜在个人获益的研究干预或程序

如果研究干预和程序的目标疾病人群包括成人以及儿童和青少年,应当首先在成年人中研究该干预和程序，除非如果没有儿童或青少年参加就无法获得所需的数据	✓X—
风险必须最小化，且风险程度不得超过最低风险。当此类研究的干预和程序的社会价值是令人信服的，并且研究不能在成人中进行，伦理委员会可以允许风险稍高于最低风险	✓X—

4. 涉及育龄妇女的研究

4.1 知情同意

告知育龄妇女，如果她们在参加研究期间怀孕，对胎儿可能存在的风险	✓X—

4.2 已知试验药物具有致突变性或致畸性：□ 不属此类研究，□ 属于此类研究→

确保育龄妇女接受干预之前经过妊娠试验，可以获得有效的避孕方法，以及安全合法的人工流产保障	✓X—
知情同意应当告知，如果意外怀孕，必须退出研究，并对其在怀孕和分娩期间进行跟踪随访和提供护理。同时，必须为胎儿提供诊断性检查，如果发现胎儿异常，孕妇希望流产，则可为其安排流产	✓X—

5. 涉及孕妇和哺乳妇女的研究：□ 不属于此类研究，□ 属于此类研究→

5.1 知情同意的附加保护

告知研究给她们自身、妊娠、胎儿及其后代带来的风险	✓X—
告知所采取的潜在个人获益最大化和风险最小化的措施	✓X—
告知有关风险的证据可能是未知的或有争议的,而且通常很难对胎儿或婴儿的异常确定因果关系	✓X—
在任何情况下，不得以其他人的许可取代孕妇或哺乳妇女自己的知情同意决定	✓X—
是否要求伦理委员会或第三方观察知情同意的过程	✓X—

5.2 风险可以接受条件的附加保护

5.2.1 对孕妇、哺乳妇女、胎儿或婴儿具有潜在获益的研究干预或程序

风险必须最小化	✓X—
预期的潜在个人获益应当超过风险	✓X—

5.2.2 对孕妇和哺乳妇女没有潜在个人获益的研究干预或程序

研究目的是获得孕妇、哺乳妇女、胎儿或婴儿特定健康需求的知识	✓X—
风险必须最小化，且风险程度不得超过最低风险。当涉及孕妇、哺乳妇女、胎儿或婴儿的研究的社会价值是令人信服的,并且研究不能在非妊娠或非母乳喂养的妇女中进行，伦理委员会可以允许风险稍高于最低风险	✓X—

九、研究者和研究人员的经济利益冲突

1. 研究者和研究人员的声明：☐ 不存在经济利益冲突，☐ 存在经济利益冲突→

2. 存在数额较大的经济利益冲突：☐ 否，☐ 是→

要求向其他研究人员公开个人的经济利益冲突	✓ X —

3. 存在超过医生的年平均收入的经济利益冲突：☐ 否，☐ 是→

向受试者公开研究者个人的经济利益冲突	✓ X —
任命独立的第三方监督研究	✓ X —
不允许担任研究者	✓ X —
不允许招募受试者和获取知情同意	✓ X —
更换研究人员或研究角色	✓ X —

审查记录：①问题。②咨询专家。③与研究者的交流

审查意见
☐ 同意（同意研究项目），☐ 必要的修改后同意，☐ 不同意
☐ 观察知情同意的过程
提交会议审查：☐ 否，☐ 是
建议年度/定期审查频率：　　　个月

利益冲突声明	我与所审查的项目之间不存在任何利益冲突
主审委员签名	
日期	年　　月　　日

文件编号：AF/SC-02/04.0

知情同意审查工作表

（涉及人的生物医学研究）

受理号			
项目名称			
项目来源			
专业科室			
研究者		联系方式	

标准：将征求每位潜在受试者或其监护人的知情同意，确认获取知情同意过程的计划安排和知情同意文件提供的信息符合规范要求，并有适当的文件证明知情同意。

1. 获取知情同意过程的计划安排[2]

研究者将获得受试者或其监护人的具有法律效力的知情同意	✓ X —
只有向潜在受试者或其监护人提供了充分的机会考虑是否参与的情况下，才征求其同意	✓ X —
只有在将胁迫或不当影响的可能性减少到最低的情况下，才征求其同意	✓ X —
提供给受试者或其监护人的信息应当使用其能够理解的语言	✓ X —
知情同意过程不包含任何使受试者或其监护人放弃或似乎放弃其合法权利的语言	✓ X —
知情同意过程没有豁免或似乎豁免研究者/机构、申办者或其代理人的过失责任	✓ X —

2. 知情同意文件提供的信息

2.1 基本信息：知情同意文件应当提供的基本信息：

说明试验的研究性质	✓ X —
解释研究目的	✓ X —
受试者参与研究的预期持续时间	✓ X —
说明受试者需要遵循的程序	✓ X —
说明其中所涉及的任何试验性程序	✓ X —
说明对受试者任何合理可预期的风险或不适	✓ X —
说明从研究中可以合理预期的对受试者或他人的任何获益，以及不能获益的可能性	✓ X —
说明对受试者有益的、可选择的替代程序或治疗方法（如有），及其重要的潜在获益和风险	✓ X —
说明维护可识别受试者身份记录的机密性的程度（如有）	✓ X —
说明受试者需要获得研究相关问题的解答时，可以联系谁	✓ X —
说明受试者需要获得受试者权益相关问题的解答时，可以联系谁	✓ X —

[2] 记录说明：每一要点的审查，没有问题在✓画圈，存在问题在 X 画圈，不适用在—画圈。下同

说明受试者发生研究相关损害时，可以联系谁	✓ X —
研究小组的联系方式，以讨论他们所关注的问题，获取信息，提出诉求	✓ X —
独立于研究小组之外的伦理委员会联系方式，以处理诉求和意见	✓ X —
说明受试者参与研究是自愿的	✓ X —
声明如果潜在受试者拒绝参与研究，将不会受到处罚，不会损失其有权享有的利益	✓ X —
声明受试者在任何时候退出试验，不会受到处罚或损失其有权享有的利益	✓ X —

2.2 附加信息：政府监督管理部门监管的研究，知情同意文件应当提供的附加信息：

说明政府监督管理部门可能对受试者的原始医学记录进行检查	✓ X —

2.3 附加信息：大于最低风险的研究，知情同意文件应当提供的附加信息：

说明如果发生损害，是否可以获得补偿。如果可以获得补偿，补偿将包括什么内容，或者可以从哪里获得进一步的信息	✓ X —
说明如果发生损害，是否可以获得医药治疗。说明如果发生损害时可以获得医药治疗，它将包括哪些内容，或者可以从哪里获得进一步的信息	✓ X —

2.4 附加信息：适当时，知情同意文件提供给每位受试者的附加信息：

说明特定的治疗或程序可能对受试者存在目前无法预见的风险	✓ X —
说明受试者怀孕或可能怀孕，特定的治疗或程序可能对胚胎或胎儿存在目前无法预见的风险	✓ X —
预期在什么情况下，研究者可以不经受试者同意，提前终止受试者参与研究	✓ X —
受试者参加研究可能产生的任何额外费用	✓ X —
受试者决定退出研究的后果	✓ X —
有序终止受试者参与研究的程序	✓ X —
说明研究期间发现可能与受试者继续参与研究意愿有关的重要新发现，将提供给受试者	✓ X —
参与研究的受试者的大概人数	✓ X —
支付给受试者所有补偿的数额和按比例支付的计划	✓ X —

3\. 有适当的文件证明知情同意

知情同意通常以书面文件的方式，将所披露的基本信息和适当的附加信息记录在案	✓ X —
受试者或其监护人将签署知情同意书并注明日期	✓ X —
如果受试者或监护人没有阅读能力，获取其口头知情同意时需要有一名见证人。对于不会讲本地母语的受试者，见证人必须熟悉本地母语及受试者语言。见证人将签署知情同意文件并注明日期，以证明知情同意过程	✓ X —
实际获取知情同意的人将签署知情同意书并注明日期	✓ X —
将向受试者或其监护人提供一份已签署的知情同意书副本	✓ X —
将在病史中记录知情同意的具体时间和人员	✓ X —

审查记录：①问题。②咨询专家。③与研究者的交流

审查意见
☐ 同意（同意研究项目），☐ 必要的修改后同意，☐ 不同意
提交会议审查：☐ 否，☐ 是

利益冲突声明	我与所审查的项目之间不存在任何利益冲突
主审委员签名	
日期	年　　月　　日

文件编号：AF/SC-03/04.0

知情同意审查工作表

（药物临床试验）

受理号			
项目名称			
项目来源			
专业科室			
研究者		联系方式	

标准：将征求每位潜在受试者或其监护人的知情同意，确认获取知情同意过程的计划安排和知情同意文件提供的信息符合规范要求，并有适当的文件证明知情同意。

1. 获取知情同意过程的计划安排[3]

研究者将获得受试者或其监护人的具有法律效力的知情同意	✓X—
只有向潜在受试者或其监护人提供了充分的机会考虑是否参与的情况下，才征求其同意	✓X—
只有在将胁迫或不当影响的可能性减少到最低的情况下，才征求其同意	✓X—
提供给受试者或其监护人的信息应当使用其能够理解的语言	✓X—
知情同意过程不包含任何使受试者或其监护人放弃或似乎放弃其合法权利的语言	✓X—
知情同意过程没有豁免或似乎豁免研究者/机构、申办者或其代理人的过失责任	✓X—

2. 知情同意文件提供的信息

临床试验的研究性质	✓X—
试验目的	✓X—
试验治疗和随机分配至各组的可能性	✓X—
受试者需要遵守的试验步骤，包括创伤性医疗操作	✓X—
受试者的义务	✓X—
临床试验所涉及试验性的内容	✓X—
试验可能致受试者的风险或者不便，影响胚胎、胎儿或者哺乳婴儿的风险	✓X—
试验预期的获益，以及不能获益的可能性	✓X—
其他可选的药物和治疗方法，及其重要的潜在获益和风险	✓X—
受试者发生与试验相关的损害时，可获得补偿以及治疗	✓X—
受试者参加临床试验可能获得的补偿，按比例支付的计划	✓X—
受试者参加临床试验预期的费用	✓X—
受试者参加试验是自愿的，可以拒绝参加或者有权在试验任何阶段随时退出试验而	✓X—

[3] 记录说明：每一要点的审查，没有问题在✓画圈，存在问题在X画圈，不适用在—画圈。下同

不会遭到歧视或者报复，其医疗待遇与权益不会受到影响	
在不违反保密原则和相关法规的情况下，监查员、稽查员、伦理委员会和药品监督管理部门检查人员可以查阅受试者的原始医学记录，以核实临床试验的过程和数据。受试者签署知情同意书即授权此类直接查阅	✓X—
受试者相关身份鉴别记录的保密事宜，不公开使用。如果发布临床试验结果，受试者的身份信息仍保密	✓X—
有新的可能影响受试者继续参加试验的信息时，将及时告知受试者或者其监护人	✓X—
当存在有关试验信息和受试者权益的问题，以及发生试验相关损害时，受试者可联系的研究者和伦理委员会及其联系方式	✓X—
受试者可能被终止试验的情况以及理由	✓X—
受试者参加试验的预期持续时间	✓X—
参加该试验的预计受试者人数	✓X—
伦理委员会同意研究的意见	✓X—
不包含任何使受试者或其监护人放弃或似乎放弃其合法权利的语言	✓X—
没有豁免或似乎豁免研究者/机构、申办者或其代理人的过失责任的语言	✓X—

3. 有适当的文件证明知情同意

知情同意通常以书面文件的方式，将所披露的基本信息和适当的附加信息记录在案	✓X—
受试者或其监护人将签署知情同意书并注明日期	✓X—
如果受试者或监护人没有阅读能力，获取其口头知情同意时需要有一名见证人。对于不会讲本地母语的受试者，见证人必须熟悉本地母语及受试者语言。见证人将签署知情同意文件并注明日期，以证明知情同意过程	✓X—
实际获取知情同意的人将签署知情同意书并注明日期	✓X—
将向受试者或其监护人提供一份已签署的知情同意书副本	✓X—
将在病史中记录知情同意的具体时间和人员	✓X—

审查记录：①问题。②咨询专家。③与研究者的交流

审查意见
□ 同意（同意研究项目），□ 必要的修改后同意，□ 不同意
提交会议审查：□ 否，□ 是

利益冲突声明	我与所审查的项目之间不存在任何利益冲突
主审委员签名	
日期	年　　月　　日

文件编号：AF/SC-04/04.0

知情同意审查工作表

（可识别的数据和生物标本的存储、维护和二次研究使用的泛知情同意）

受理号			
项目名称			
项目来源			
专业科室			
研究者		联系方式	

审查要素

一、组织机构的治理体系[4]

泛知情同意的伦理可接受性，依赖于组织机构适当的治理体系，至少应对以下事项进行监管：

生物标本/数据委托给哪个法人实体	✓ X —
如何获得捐赠者的授权	✓ X —
捐赠者如何能够撤回授权	✓ X —
在哪些情况下需要重新联系捐赠者	✓ X —
要有程序来确定，是否应披露（捐赠者）未要求反馈的研究发现，如果应该披露，如何实施	✓ X —
如何控制生物标本/数据的质量	✓ X —
对生物标本/数据与捐赠者个人身份识别信息之间的联系，如何保密	✓ X —
谁、以及在什么情况下可以获取生物标本/数据用于未来的研究	✓ X —
哪个团体对未来使用生物标本/数据的研究方案进行审查	✓ X —
向捐赠者告知研究结果的适当机制	✓ X —
如何组织患者群体或范围更广的社区参与其中	✓ X —
生物材料/数据分析的结果可能与个人信息的哪些来源相联系	✓ X —
从广义上讲，将进行哪些类型的研究	✓ X —
哪些类型的研究，只有在重新联系捐赠者征得同意后，才能排除在外或包括在内	✓ X —
谁将从研究中获益	✓ X —
向受试者告知研究结果的适当机制	✓ X —
如何确保生物标本/数据捐赠者的权利和福利不受损害	✓ X —

二、泛知情同意文件提供的信息

项目的研究性质	✓ X —
对捐献者任何合理预期的风险或不适（如果没有可省略）	✓ X —
研究对捐献者的或其他人的合理预期的获益（如果没有可省略）	✓ X —

[4] 记录说明：每一要点的审查，没有问题在✓画圈，存在问题在 X 画圈，不适用在—画圈。下同

生物样本库/数据库的目的	✓X—
储存条件和期限（该期限可能不确定）	✓X—
可能使用可识别的生物样本或数据开展研究的组织机构或研究者的类型	✓X—
采取哪些保护机密的措施以及这些措施的局限性	✓X—
捐献者参与试验是自愿的	✓X—
捐献者拒绝参加研究不会因此受到歧视或报复、不会损失其应得利益	✓X—
捐献者可以随时退出研究或撤回捐献而不会受到歧视或报复、不会损失其应得的利益	✓X—
捐献者的生物样本（即使标识符已被移除）是否可能被用于商业利益，以及捐献者是否可以分享该商业利益	✓X—
捐献者联系生物样本库/数据库管理员的方式，以及了解生物样本/数据未来使用情况的途径	✓X—
可能使用可识别的生物样本或数据进行的研究类型的一般性说明，使得理性的捐献者知晓泛知情同意书所许可的研究类型	✓X—
可识别的生物样本或数据中移除标识符后，可以用于哪些无需捐献者或其监护人额外知情同意的未来研究	✓X—
除非向捐献者或其监护人提供特定的研究详细信息，否则应说明不会告知他们任何可能使用捐献者的可识别的生物样本或数据进行的特定研究的详情（如研究目的），包括他们有可能不会选择同意的某些特定的研究	✓X—
可能用于研究的可识别的生物样本或数据的描述	✓X—
是否可能共享可识别的生物样本或数据	✓X—
除非知道在任何情况下临床相关的研究结果（包括个人研究结果）都将向捐献者披露，否则应说明此类结果可能不会向捐献者披露	✓X—
向捐献者提供是否希望获得研究结果中对其健康有益信息的选择，同时清楚地说明，提供个体诊断不是未来研究项目的目的	✓X—
如果出现捐献者未要求反馈的研究结果，它们将如何处理	✓X—
对于涉及生物样本的研究，说明该研究是否将包含或可能包含全基因组测序（如已知）	✓X—
研究结束时是否有销毁生物样本计划，如果不销毁，是否有储存的详细安排（在何处，如何，多长时间和最终处置）以及可能的未来用途	✓X—
捐献者咨询权利相关的问题可以联系谁	✓X—
捐献者咨询可识别的信息或生物样本储存和使用的相关问题可以联系谁	✓X—
捐献者发生研究相关的损害可以联系谁（不能仅仅因为研究只涉及不大于最低风险而被忽略）	✓X—
有疑问，疑虑或投诉时，与研究团队的联系信息	✓X—
有问题、疑虑、疑问、意见或建议时，与某个独立于研究团队的人员的联系信息	✓X—

审查记录：①问题。②咨询专家。③与研究者的交流

审查意见
□ 同意（同意研究项目），□ 必要的修改后同意，□ 不同意
提交会议审查：□ 否，□ 是

利益冲突声明	我与所审查的项目之间不存在任何利益冲突
主审委员签名	
日期	年　　月　　日

文件编号：AF/SC-05/04.0

变更或豁免知情同意审查工作表

受理号			
项目名称			
项目来源			
专业科室			
研究者		联系方式	

审查要素

1. 前提条件：变更或豁免知情同意[5]

如果没有变更或豁免，研究将不可行或无法实施	✓ X —
研究具有重要的社会价值	✓ X —
研究对受试者造成的风险不超过最低风险	✓ X —

2. 附加条件：变更知情同意 • 隐瞒信息

需要在知情同意过程中隐瞒信息，以确保研究的有效性：□ 否，□ 是→

事先征询潜在的受试者同意在研究完成前将不告知他们某些试验程序的目的，在研究完成后告知所隐瞒的信息。例如，监测受试者的依从性，有关试验分组的详细程序	✓ X —
如果事先征询受试者同意隐瞒信息可能危及研究的有效性，在完成数据收集前都不能告知受试者某些信息已被隐瞒。此类事先未征询受试者同意的隐瞒信息，要求在研究结果分析之前，必须向受试者披露被隐瞒的信息，并允许其考虑是否撤回在研究中所采集的他们的数据。研究开始前，必须考虑受试者撤回数据对研究有效性的潜在影响	✓ X —

3. 附加条件：变更知情同意 • 主动欺骗

某些社会行为学研究，只有通过主动欺骗才能获得有效的研究结果：□ 否，□ 是→

研究者应当向伦理委员会证明：①没有其他方法可以获得有效和可靠的数据。②研究具有重要的社会价值。③不隐瞒类似信息，会导致理性的人拒绝参与研究	✓ X —
事先征询潜在的受试者同意，在知情同意过程中将被告知不完整的信息	✓ X —
事后情况说明，解释欺骗的原因	✓ X —
对于不赞成出于研究目的而欺骗的受试者，必须为其提供拒绝让研究人员使用通过欺骗获得的他们的数据的机会。在特殊情况下，伦理委员会可以同意保留不可识别个人身份的信息。例如，如果研究是评估服务质量或服务能力的情况下（包括涉及“神秘”客户或患者的研究等），可能不会向受试者提供撤回数据的选项	✓ X —

[5] 记录说明：每一要点的审查，没有问题在✓画圈，存在问题在 X 画圈，不适用在—画圈。下同

审查记录：①问题。②咨询专家。③与研究者的交流

审查意见
□ 同意（同意研究项目），□ 必要的修改后同意，□ 不同意
提交会议审查：□ 否，□ 是

利益冲突声明	我与所审查的项目之间不存在任何利益冲突
主审委员签名	
日期	年　月　日

文件编号：AF/SC-06/04.0

修正案审查工作表

受理号			
项目名称			
项目来源			
专业科室			
研究者		联系方式	

审查要素

1. 受试者的风险[6]

为消除对受试者的紧急危害的修改方案，评估紧急危害的影响	✓ X —
修正案对受试者风险的影响，关注增加受试者风险的修改	✓ X —
修正案对受试者获益的影响，关注降低受试者获益的修改	✓ X —

2. 研究的实施

修正案对研究实施的影响，关注显著影响研究实施的修改	✓ X —
修正案是否存在可能影响受试者继续参与研究意愿的新信息，是否有必要修改知情同意书，是否有必要重新获取知情同意	✓ X —

修正案是否继续满足伦理审查同意研究的标准	✓ X —

审查记录：①问题。②咨询专家。③与研究者的交流

审查意见
☐ 同意（同意修正案），☐ 必要的修改后同意，☐ 不同意，☐ 终止或暂停已同意的研究
提交会议审查：☐ 否，☐ 是
建议调整年度/定期审查频率：☐ 否，☐ 是 →：　　　个月

利益冲突声明	我与所审查的项目之间不存在任何利益冲突
主审委员签名	
日期	年　　月　　日

[6] 记录说明：每一要点的审查，没有问题在✓画圈，存在问题在 X 画圈，不适用在—画圈。下同

文件编号：AF/SC-07/04.0

年度/定期审查工作表

受理号			
项目名称			
项目来源			
专业科室			
研究者		联系方式	

审查要素

1. 受试者的风险[7]

增加受试者风险的非预期问题的累计风险是否可以接受	✓ X —

2. 研究的实施

显著影响临床研究实施的非预期问题的累计风险是否可以接受	✓ X —

研究是否继续满足伦理审查同意研究的标准	✓ X —

审查记录：①问题。②咨询专家。③与研究者的交流

审查意见
□ 同意（同意研究继续进行），□ 必要的修改后同意，□ 终止或者暂停已同意的研究
提交会议审查：□ 否，□ 是
建议年度/定期审查频率：　　　个月

利益冲突声明	我与所审查的项目之间不存在任何利益冲突
主审委员签名	
日期	年　　月　　日

[7] 记录说明：每一要点的审查，没有问题在✓画圈，存在问题在 X 画圈，不适用在—画圈。下同

文件编号：AF/SC-08/04.0

安全性审查工作表

受理号			
项目名称			
项目来源			
专业科室			
研究者		联系方式	

审查要素

1. 受试者的风险[8]

所报告的安全性事件是否有足够的证据证明增加了受试者的风险	✓X—
试验相关损害受试者的后续医疗与随访安排是否合适	✓X—

2. 研究的实施

所报告的安全性事件是否有足够的证据证明显著影响临床研究的实施	✓X—
是否有必要修改方案	✓X—
是否存在可能影响受试者继续参与研究意愿的新信息，是否有必要修改知情同意书，是否有必要重新获取知情同意	✓X—

研究是否继续满足伦理审查同意研究的标准	✓X—

审查记录：①问题。②咨询专家。③与研究者的交流

审查意见
□ 同意（同意研究继续进行），□ 必要的修改后同意，□ 终止或者暂停已同意的研究
提交会议审查：□ 否，□ 是
建议调整年度/定期审查频率：□ 否，□ 是 →：　　　个月

利益冲突声明	我与所审查的项目之间不存在任何利益冲突
主审委员签名	
日期	年　　月　　日

[8] 记录说明：每一要点的审查，没有问题在✓画圈，存在问题在X画圈，不适用在—画圈。下同

文件编号：AF/SC-09/04.0

偏离方案审查工作表

受理号			
项目名称			
项目来源			
专业科室			
研究者		联系方式	

审查要素

1. 受试者的风险[9]

为消除对受试者的紧急危害的偏离方案，评估紧急危害的影响	✓ X —
偏离方案对受试者风险的影响，关注增加受试者风险的偏离	✓ X —
偏离方案对受试者获益的影响，关注降低受试者获益的偏离	✓ X —

2. 研究的实施

偏离方案对临床研究实施的影响，关注显著影响研究实施的偏离	✓ X —
对偏离方案采取的纠正措施是否合适	✓ X —
是否有必要修改方案或知情同意书	✓ X —
是否要求伦理委员会或第三方观察知情同意的过程	✓ X —
是否要求伦理委员会或第三方观察研究的实施	✓ X —
是否要求审查意见通知组织机构的研究管理部门，采取必要的管理措施	✓ X —

研究是否继续满足伦理审查同意研究的标准	✓ X —

审查记录：①问题。②咨询专家。③与研究者的交流

审查意见
☐ 同意（同意研究继续进行），☐ 必要的修改后同意，☐ 终止或者暂停已同意的研究
☐ 观察知情同意的过程，☐ 观察研究的实施 ☐ 审查意见通知组织机构的研究管理部门，采取必要的管理措施
提交会议审查：☐ 否，☐ 是

[9] 记录说明：每一要点的审查，没有问题在✓画圈，存在问题在 X 画圈，不适用在—画圈。下同

建议调整年度/定期审查频率：☐ 否，☐ 是 →：　　　个月

利益冲突声明	我与所审查的项目之间不存在任何利益冲突
主审委员签名	
日期	年　　月　　日

文件编号：AF/SC-10/04.0

终止/暂停研究审查工作表

受理号			
项目名称			
项目来源			
专业科室			
研究者		联系方式	

审查要素

1. 受试者的风险

安全监测的对象是否合适	✓ X —
安全监测的指标与频率是否合适	✓ X —
受试者退出研究后的医疗安排是否合适	✓ X —
如果允许在研受试者继续完成研究干预，是否合适	✓ X —

2. 研究的实施

如果允许在研受试者继续完成研究干预，是否有必要重新获取知情同意	✓ X —
如果允许在研受试者继续完成研究干预，是否要求在研受试者转给其他研究人员，并在独立的监督下继续研究	✓ X —
要求研究者通知受试者终止或暂停研究的事项	✓ X —

审查记录：①问题。②咨询专家。③与研究者的交流

审查意见
☐ （同意研究者或申办者提出的）终止已同意的研究 ☐ （同意研究者或申办者提出的）暂停已同意的研究 ☐ 必要的修改后同意
提交会议审查：☐ 否，☐ 是

利益冲突声明	我与所审查的项目之间不存在任何利益冲突
主审委员签名	
日期	年　月　日

文件编号：AF/SC-11/04.0

研究完成审查工作表

受理号			
项目名称			
项目来源			
专业科室			
研究者		联系方式	

审查要素

1. 受试者的风险[10]

如果研究相关损害的受试者尚未康复，医疗费用和补偿存在纠纷，后续安排是否合适	✓ X —

审查记录：①问题。②与研究者的交流

审查意见
☐ 同意（同意研究完成）

利益冲突声明	我与所审查的项目之间不存在任何利益冲突
主审委员签名	
日期	年　月　日

[10] 记录说明：每一要点的审查，没有问题在✓画圈，存在问题在 X 画圈，不适用在—画圈。下同

文件编号：AF/SC-12/04.0

复审工作表

受理号			
项目名称			
项目来源			
专业科室			
研究者		联系方式	

审查要素

1. 对伦理审查意见的要求没有异议[11]

逐条核对送审文件的修改，确认符合伦理审查意见的要求	✓ X —

2. 对伦理审查意见的要求有不同意见

根据伦理审查同意研究的标准，评估能否接受对伦理审查意见的异议或澄清说明	✓ X —

审查记录：①问题。②咨询专家。③与研究者的交流

审查意见（初始审查后的复审）
□ 同意（同意研究项目），□ 必要的修改后同意，□ 不同意
□ 观察知情同意的过程

审查意见（修正案审查后的复审）
□ 同意（同意修正案），□ 必要的修改后同意，□ 不同意， □ 终止或者暂停已同意的研究

审查意见（年度/定期审查、安全性审查后的复审）
□ 同意（同意研究继续进行），□ 必要的修改后同意，□ 终止或者暂停已同意的研究

审查意见（偏离方案审查后的复审）
□ 同意（同意研究继续进行），□ 必要的修改后同意，□ 终止或者暂停已同意的研究
□ 观察知情同意的过程，□ 观察研究的实施

[11] 记录说明：每一要点的审查，没有问题在✓画圈，存在问题在 X 画圈，不适用在—画圈。下同

□ 审查意见通知组织机构的研究管理部门，采取必要的管理措施

审查意见（终止/暂停研究审查后的复审）
□ （同意研究者或申办者提出的）终止已同意的研究， □ （同意研究者或申办者提出的）暂停已同意的研究， □ 必要的修改后同意

提交会议审查：□ 否，□ 是

年度定期审查频率（初始审查后的复审，年度/定期审查后的复审）
建议年度/定期审查频率：　　　个月

年度定期审查频率（修正案审查、安全性审查、偏离方案审查后的复审）
建议调整年度/定期审查频率：□ 否，□ 是 →：　　　个月

利益冲突声明	我与所审查的项目之间不存在任何利益冲突
主审委员签名	
日期	年　　月　　日

文件编号：AF/SC-13/04.0

独立顾问咨询工作表

受理号			
项目名称			
项目来源			
专业科室			
研究者			
主审委员		联系方式	

一、咨询问题

二、咨询意见

签名	
日期	

附录：

1. 经济利益冲突声明

<table>
<tr><td colspan="2">我知晓我本人，我的配偶和受抚养的子女，或者我的商业合伙人，如果与我所咨询的研究项目或该项目的申办者之间存在任何数额的经济利益，我应当如实声明。
根据组织机构的研究利益冲突政策，我对该研究项目的经济利益声明如下：</td></tr>
<tr><td>• 与咨询项目或申办者之间存在任何专利许可或研究成果转让关系</td><td>☐ 是，☐ 否</td></tr>
<tr><td>• 与咨询项目或申办者之间存在投资关系</td><td>☐ 是，☐ 否</td></tr>
<tr><td>• 与咨询项目或申办者之间存在购买、出售、租借任何财产或不动产的关系</td><td>☐ 是，☐ 否</td></tr>
<tr><td>• 拥有与研究产品有竞争关系的类似产品的经济利益</td><td>☐ 是，☐ 否</td></tr>
<tr><td>• 与申办者之间存在雇佣与服务关系</td><td>☐ 是，☐ 否</td></tr>
<tr><td>• 接受申办者支付的顾问/咨询费</td><td>☐ 是，☐ 否</td></tr>
</table>

2. 保密承诺

<table>
<tr><td>• 我承诺不复制、不留存所咨询项目的文件；承诺不向任何第三方泄露所咨询项目的商业信息，以及受试者个人的隐私信息</td></tr>
<tr><td>• 我承诺不利用咨询所获知的信息为自己或第三方谋取商业利益</td></tr>
</table>

签名	
日期	年　　月　　日

第七类 审查事务

文件编号：AF/SW-01/04.0

会议日程

伦理委员会	
会议时间	年 月 日 点 分
会议地点	
参会人员	委员，秘书，独立顾问，研究者，申办者等

一、会议报告项目

（一）上次审查会议记录

会议记录	年 月 日

（二）快速审查

1. 项目名称	
受理号	
研究者	
审查类别	
主审委员	
审查意见	

（此表可添加，下同）

（三）现场访查

1. 项目名称	
项目来源	
研究者	
研究机构	
访查发现	
访查意见	

（四）受试者抱怨

1. 项目名称	
项目来源	
研究者	
非预期问题	
处理意见	

二、会议审查项目

（一）初始审查：预计的会议审查时间：　　　　点　　分

1. 项目名称	
受理号	
研究者	
主审委员	
独立顾问	

（二）修正案审查：预计的会议审查时间：　　　　点　　分

1. 项目名称	
受理号	
研究者	
主审委员	
独立顾问	

（三）年度/定期审查：预计的会议审查时间：　　　　点　　分

1. 项目名称	
受理号	
研究者	
主审委员	

（四）安全性审查：预计的会议审查时间：　　　　点　　分

1. 项目名称	
受理号	
研究者	
主审委员	

（五）偏离方案审查：预计的会议审查时间：　　　　点　　分

1. 项目名称	
受理号	
研究者	
主审委员	

（六）终止/暂停研究审查：预计的会议审查时间：　　　　点　　分

1. 项目名称	
受理号	
研究者	
主审委员	

（七）研究完成审查：预计的会议审查时间：　　　　点　　　分

1. 项目名称	
受理号	
研究者	
主审委员	

（八）复审：预计的会议审查时间：　　　　点　　　分

1. 项目名称	
受理号	
研究者	
主审委员	

文件编号：AF/SW-02/04.0

审查会议签到表

伦理委员会	
审查会议日期	

签名	类别
	□ 委员，□ 秘书
	□ 委员，□ 秘书
	□ 委员，□ 秘书
	□ 委员，□ 秘书
	□ 委员，□ 秘书
	□ 委员，□ 秘书
	□ 委员，□ 秘书
	□ 委员，□ 秘书
	□ 委员，□ 秘书
	□ 委员，□ 秘书
	□ 委员，□ 秘书
	□ 委员，□ 秘书
	□ 委员，□ 秘书
	□ 委员，□ 秘书
	□ 委员，□ 秘书
	□ 委员，□ 秘书
	□ 委员，□ 秘书

审查会议签到表

伦理委员会	
审查会议日期	

签名	类别
	☐ 研究者，☐ 独立顾问，☐ 其他
	☐ 研究者，☐ 独立顾问，☐ 其他
	☐ 研究者，☐ 独立顾问，☐ 其他
	☐ 研究者，☐ 独立顾问，☐ 其他
	☐ 研究者，☐ 独立顾问，☐ 其他
	☐ 研究者，☐ 独立顾问，☐ 其他
	☐ 研究者，☐ 独立顾问，☐ 其他
	☐ 研究者，☐ 独立顾问，☐ 其他
	☐ 研究者，☐ 独立顾问，☐ 其他
	☐ 研究者，☐ 独立顾问，☐ 其他
	☐ 研究者，☐ 独立顾问，☐ 其他
	☐ 研究者，☐ 独立顾问，☐ 其他
	☐ 研究者，☐ 独立顾问，☐ 其他
	☐ 研究者，☐ 独立顾问，☐ 其他
	☐ 研究者，☐ 独立顾问，☐ 其他
	☐ 研究者，☐ 独立顾问，☐ 其他
	☐ 研究者，☐ 独立顾问，☐ 其他

文件编号：AF/SW-03/04.0

投票单

一、初始审查及其复审

项目名称			
受理号			
审查意见	□ 同意（同意研究项目），□ 必要的修改后同意，□ 不同意		
其他审查意见	□ 观察知情同意的过程		
签名		日期	年　月　日

二、修正案审查及其复审

项目名称			
受理号			
审查意见	□ 同意（同意修正案），□ 必要的修改后同意，□ 不同意， □ 终止或者暂停已同意的研究		
签名		日期	年　月　日

三、年度/定期审查及其复审，安全性审查及其复审

项目名称			
受理号			
审查意见	□ 同意（同意研究继续进行），□ 必要的修改后同意， □ 终止或者暂停已同意的研究		
签名		日期	年　月　日

四、偏离方案审查及其复审

项目名称			
受理号			
审查意见	□ 同意（同意研究继续进行），□ 必要的修改后同意 □ 终止或者暂停已同意的研究		
其他审查意见	□ 观察知情同意的过程，□ 观察研究的实施 □ 审查意见通知组织机构的研究管理部门，采取必要的管理措施		
签名		日期	年　月　日

五、终止/暂停研究审查及其复审

项目名称			
受理号			
审查意见	□ （同意研究者或申办者提出的）终止已同意的研究 □ （同意研究者或申办者提出的）暂停已同意的研究 □ 必要的修改后同意		
签名		日期	年 月 日

文件编号：AF/SW-04/04.0

会议审查决定表

伦理委员会	
审查会议日期	
审查项目名称	
受理号	

一、统计表决结果

审查意见	票数
同意	
必要的修改后同意	
不同意	
终止或者暂停已同意的研究	

二、审查决定

□ 同意（同意修正案），□ 必要的修改后同意，□ 不同意，□ 终止或者暂停已同意的研究	
□ 观察知情同意的过程，□ 观察研究的实施 □ 审查意见通知组织机构的研究管理部门，采取必要的管理措施	
年度/定期审查频率	个月

三、投票单粘贴

1	
2	
3	
4	
5	
6	
7	
8	
9	
10	

伦理委员会	
秘书签字	
日期	年　　月　　日

文件编号：AF/SW-05/04.0

快审主审综合意见

项目名称	
受理号	
审查类别	
主审委员	

一、主审意见

审查意见	主审意见
同意	
必要的修改后同意	
不同意	
终止或者暂停已同意的研究	

观察知情同意的过程	
观察研究的实施	
审查意见通知组织机构的研究管理部门，采取必要的管理措施	

提交会议审查	

年度/定期审查频率	个月

二、秘书处理

1. 主审委员意见不一致，协调委员沟通审查意见的记录

2. 审查流程的安排

☐ 提请主任委员签发审查决定文件
☐ 提交会议报告，☐ 提交会议审查

伦理委员会	
秘书签字	
日期	年　　月　　日

文件编号：AF/SW-06/04.0

会议记录

伦理委员会	
会议时间	年　月　日　点　分——　点　分
会议地点	
会议主持人	
参会委员	
独立顾问	
秘书	
其他人员	

主持人：本次到会委员符合法定人数要求。与审查项目存在利益冲突的委员，请声明。

记录：声明存在利益冲突的委员姓名和送审项目

一、会议报告项目

（一）上次会议记录

会议记录	年　月　日

审核记录：

（二）快速审查

1. 项目名称	
受理号	
研究者	
审查类别	
主审委员	
审查意见	

（此表可添加，下同）

（三）现场访查

1. 项目名称	
项目来源	
研究者	

研究机构	
访查发现	
访查意见	

（四）受试者抱怨

1. 项目名称	
研究者	
项目来源	
非预期问题	
处理意见	

二、会议审查项目

（一） 初始审查

1. 项目名称	
受理号	
研究者	
主审委员	
独立顾问	

审查记录:

（二） 修正案审查

1. 项目名称	
受理号	
研究者	
主审委员	
独立顾问	

审查记录:

（三） 年度/定期审查

1. 项目名称	
受理号	
研究者	
主审委员	

审查记录:

（四） 安全性审查

1. 项目名称	
受理号	
研究者	
主审委员	

审查记录:

（五） 偏离方案审查

1. 项目名称	
受理号	
研究者	
主审委员	

审查记录:

（六）终止/暂停研究审查

1. 项目名称	
受理号	
研究者	
主审委员	

审查记录:

（七）研究完成审查

1. 项目名称	
受理号	
研究者	
主审委员	

审查记录:

（八）复审

1. 项目名称	
受理号	
研究者	
主审委员	

审查记录:

记录整理者签字	
日期	年 月 日

会议主持人审签	
日期	年 月 日

文件编号：AF/SW-07/04.0

伦理审查意见

审查意见号	
项目名称	
项目来源	
研究者	
研究机构	
送审文件	
送审的受理日期	
审查类别	
审查方式	
审查同意的文件	
伦理委员会	
伦理委员会地址	
审查的委员	

合规性声明	本伦理委员会的组成和运行遵循 GCP 和相关法律法规

审查意见

根据国家药监局和国家卫健委《药物临床试验质量管理规范（2020）》，WMA《赫尔辛基宣言（2013）》和 CIOMS《人体生物医学研究国际道德指南（2016）》的伦理准则，经本伦理委员会审查，同意开展本项研究。

请遵循 GCP 原则、遵循伦理委员会同意的方案开展临床研究，保护受试者的权益与安全。

研究开始前，请申办者/研究者完成临床试验注册。

研究过程中，请依规提交修正案申请，年度报告或研究进展报告，安全性报告，偏离方案报告，终止或者暂停研究报告，研究完成报告。

研究过程中，发生为消除对受试者紧急危害的研究方案的偏离或者修改；增加受试者风险或者显著影响临床研究实施的改变；所有可疑且非预期严重不良反应；可能对受试者的安全或者临床研究的实施产生不利影响的新信息，请及时报告伦理委员会。

年度/定期审查频率	个月
起止日期	年　月　日～　年　月　日

同意研究的有效期	个月
起止日期	年　月　日～　年　月　日

审签者签字	
签发日期	年　月　日

伦理委员会办公室的联系方式	

文件编号：AF/SW-08/04.0

伦理审查决定文件签收表

意见号	研究者/机构	份数	签收人	签收日期

文件编号：AF/SW-09/04.0

送审提醒记录

项目名称			
项目来源			
专业科室			
研究者			
联系方式			
提醒事项	□ 年度报告/研究进展报告，□ 同意研究的有效期，□ 复审		
截止日期	年 月 日		
秘书签字		提醒日期	年 月 日

（此表可添加）

文件编号：AF/SW-10/04.0

伦理审查意见异议的沟通交流记录

意见号	
项目名称	
项目来源	
研究者	
专业科室	

一、研究者/申办者对伦理审查意见的异议

约定的沟通方式	□ 面谈，□ 电话，□ 电子邮件，□ 微信，□ 其他：
面对面沟通的地点	
面对面沟通的日期	年　　月　　日

秘书签字	
日期	年　　月　　日

二、沟通交流的记录

伦理委员会	
委员签字	
日期	年　　月　　日

第八类 监督

文件编号：AF/JD-01/04.0

现场访查记录

现场访查事项	□ 观察知情同意过程，□ 观察研究的实施
	□ 对委托伦理审查的研究机构的现场评估

项目名称	
项目来源	
研究者	
专业科室	
研究机构	

访查人员	

一、访查发现

二、访查意见

伦理委员会	
访查人员签字	
日期	年 月 日

文件编号：AF/JD-02/04.0

受试者抱怨记录

一、抱怨的记录

受试者姓名		联系电话	
项目名称			
项目来源			
研究者		专业科室	

受试者的诉求和意见

秘书签字		日期	年 月 日

二、抱怨的处理

情况核实的记录
受试者的抱怨是否属于可能对受试者安全或临床研究实施产生不利影响的非预期问题： □ 是，□ 否

协调与处理意见

向受试者反馈情况的记录

伦理委员会	
秘书签字	
日期	年 月 日

文件编号：AF/JD-03/04.0

文件审核自查表

组织机构名称	
伦理委员会	
审核事项	涉及人的生物医学研究伦理审查的体系文件

3 组织机构

3.1 伦理审查体系的组织管理

3.1.1 体系管理

标准	审核要点	页码
3.1.1A	伦理审查体系的分管领导及其职责	—
3.1.1B	伦理审查体系组织架构图	—
3.1.1B	科研项目管理部门的职责	—
3.1.1B	药物临床试验项目管理部门的职责	—
3.1.1B	组织机构利益冲突管理部门的职责	—
3.1.1B	研究者和研究人员利益冲突审查部门的职责	
3.1.1B	研究合同管理部门的职责	—
3.1.1B	研究合同审计部门的职责	—
3.1.1B	研究经费管理部门的职责	—
3.1.1B	培训管理的部门职责	
3.1.1B	独立于研究人员的、负责与受试者沟通交流的部门职责	
3.1.1B	负责医学研究和伦理审查宣传活动的部门职责	
3.1.1B	伦理审查体系资源管理的部门职责	—
3.1.1B	伦理审查体系质量管理部门的职责	—
3.1.1B	伦理委员会的职责	
3.1.1B	伦理委员会办公室的职责	
3.1.1B	研究者和研究人员的职责	—
3.1.1C	列出伦理审查体系所遵循的我国法律、法规、政策和指南	
3.1.1C	列出伦理审查体系所遵循的国际伦理指南	
3.1.1C	开展涉及基因检测、遗传信息等研究，列出所遵循的我国法律、法规、政策和指南，以及适用的国际指南	
3.1.1C	规则差异的处理原则	
3.1.1C	伦理审查体系管理制度和操作文件的制订/修订的程序	
3.1.1C	伦理审查体系管理制度和操作文件的分发与回收的程序	

3.1.2 研究项目管理

标准	审核要点	页码
3.1.2A	伦理审查体系监督管理的范围应当涵盖本机构承担的，以及在本机构内实施的所有涉及人的生物医学研究（包括利用人的信息和生物标本的研究）的管理规定	—
3.1.2A	定义涉及人的生物医学研究	—
3.1.2A	判断一项活动是否属于涉及人的生物医学研究的程序，以确保所有涉及人的生物医学研究都在伦理审查体系的监督管理范围内	—
3.1.2B	在伦理审查前安排研究项目科学审查的程序（如适用）	—
3.1.2C	药物/医疗器械临床试验项目应获得国家药品监督管理局对临床试验的同意，或备案，或符合豁免的条件的管理规定	—
3.1.2C	试验用药物和试验用医疗器械的管理规定	—
3.1.2C	同情使用临床试验用药物的管理规定（如适用）	—
3.1.2D	跨国研究的管理规定（如适用）	—

3.1.3 利益冲突管理

标准	审核要点	页码
3.1.3A	组织机构经济利益冲突的管理规定	—
3.1.3B	研究者和研究人员经济利益冲突的管理规定	

3.1.4 合同管理

标准	审核要点	页码
3.1.4A	政府或组织机构资助的研究，或者研究者发起的研究：研究相关损害的免费医疗和补偿的规定	—
3.1.4A	药物/医疗器械临床试验项目：合同应当约定受试者发生研究相关损害的医疗费用和补偿的责任者的规定	—
3.1.4B	药物/医疗器械临床试验项目：合同应当约定监查和稽查发现严重或持续偏离方案应向机构和伦理委员会报告的规定	—
3.1.4B	独立于研究机构的第三方伦理委员、或区域伦理委员会如果与申办者没有直接联系时，如何获得监察和稽查发现严重或持续偏离方案报告副本的机制（如适用）	—
3.1.4C	药物/医疗器械临床试验项目：合同应当约定申办者提交安全性报告的规定	—
3.1.4C	独立于研究机构的第三方伦理委员、或区域伦理委员会如果与申办者没有直接联系时，如何获得安全性报告的机制（如适用）	
3.1.4D	药物/医疗器械临床试验项目：合同应当约定申办者和研究者在公开研究结果方面的责任和分工的规定	—

3.1.4E	药物/医疗器械临床试验项目：合同应当约定研究结束后若发现涉及受试者重大健康问题且具有直接临床意义的信息，申办者应向研究者和研究机构通报的规定	—
3.1.4E	独立于研究机构的第三方伦理委员、或区域伦理委员会如果与申办者没有直接联系时，如何获得研究结束后发现涉及受试者重大健康问题且具有直接临床意义的信息报告副本的机制（如适用）	
3.1.4F	药物/医疗器械临床试验项目合同的审计程序	—
3.1.4F	药物/医疗器械临床试验项目合同的审计清单	—

3.1.5 经费管理

标准	审核要点	页码
3.1.5A	研究经费与伦理审查费统一归口组织机构计财部门管理的规定	—
3.1.5A	组织机构正式文件规定的伦理委员会审查项目的收费标准	
3.1.5A	组织机构正式文件规定的伦理委员会委员审查劳务费的支出标准	
3.1.5B	组织机构设立研究风险基金或其他预算科目，对政府资助、或组织机构资助或同意立项的研究者发起的研究课题，当受试者发生与试验相关的损害时，列支受试者的医疗和补偿费用的规定	—

3.1.6 培训管理

标准	审核要点	页码
3.1.6A	伦理审查体系各相关人员不同的培训内容和要求的规定	—
3.1.6A	伦理委员会委员的培训程序	
3.1.6A	研究者和研究人员的培训程序	—
3.1.6A	组织机构对伦理审查体系各相关人员培训执行情况的监管程序	—

3.1.7 与受试者的沟通交流

标准	审核要点	页码
3.1.7A	伦理委员会办公室受理和处理受试者诉求和意见的程序	
3.1.7B	组织机构网页截图，或其他材料证明：面向公众开展医学研究和伦理审查的宣传活动	

3.1.8 资源管理

标准	审核要点	页码
3.1.8A	伦理审查体系资源配置的审核程序	—
3.1.8A	如果组织机构某些管理职能（如合同管理，财务管理，利益冲突管理等）依赖于其他机构的服务时，确保该服务符合伦理审查体系要求的程序（如适用）	—
3.1.8B	与其他组织机构共享伦理审查资源的政策	
3.1.8B	协作伦理审查的程序（如适用）	

3.1.8B	委托伦理审查的程序（如适用）	

3.1.9 质量管理

标准	审核要点	页码
3.1.9A	内审员获得的培训合格证书	—
3.1.9A	内审员的职责	—
3.1.9A	伦理审查体系的内部审核程序	—
3.1.9B	伦理审查体系的管理评审程序	—
3.1.9C	管理人员回应研究人员对伦理审查体系问题（包括伦理审查程序）的建议的规定	—
3.1.9D	组织机构纠正违反伦理准则的研究行为的程序	—

3.2 伦理委员会的组织管理

标准	审核要点	页码
3.2A	伦理委员会章程或管理制度	
3.2A	伦理委员会组织架构，伦理委员会/分会的审查范围	
3.2A	伦理委员会组建、换届的程序	
3.2A	伦理委员会委员名册或任命文件	
3.2A	组织机构网页截图：已按规定公开伦理委员会的组织信息	
3.2B	伦理委员会主任委员、委员、秘书履职能力的考核程序	
3.2B	组织机构评估与调整伦理委员会的委员与组成的程序	
3.2C	组织机构研究业务发展与伦理审查职能分开的规定	
3.2C	组织机构商业利益与伦理审查职能分开的规定（如适用）	
3.2D	组织机构书面授予伦理委员会独立审查的职能和权利	
3.2D	组织机构保证伦理委员会独立审查的规定	
3.2E	委员利益冲突的管理规定	
3.2E	独立顾问利益冲突的管理规定	

4　伦理委员会

4.1 审查

标准	审核要点	页码
4.1A	研究的科学价值和社会价值的审查要点	
4.1B	受试者的风险最小化的审查要点	
4.1B	权衡受试者的风险与获益合理性的审查要点	
4.1B	受试者保护所需资源的审查要点	
4.1C	数据安全监查计划的审查要点	
4.1C	年度/定期审查频率的审查要点	
4.1C	跟踪审查应当重点关注的事项和审查要点	

4.1C	研究项目超过同意研究有效期限的审查要点	
4.1D	公平的准则，以及公平选择受试人群应当基于哪些考虑	
4.1D	招募广告的审查要点	
4.1D	给予受试者补偿安排的审查要点	
4.1E	获取知情同意过程的计划安排的审查要点	
4.1E	知情同意文件提供的信息的审查要点	
4.1E	适当的文件证明知情同意的审查要点	
4.1E	受试者或其监护人无阅读能力，获取知情同意的审查要点	
4.1E	研究过程出现可能影响受试者继续参与研究意愿的新信息的审查要点	
4.1E	变更或豁免知情同意的审查要点	
4.1F	受试者的隐私保护的审查要点	
4.1G	可识别身份数据的机密性保护的审查要点	
4.1H	涉及弱势人群研究的附加保护的审查要点	
4.1H	涉及无知情同意能力成人研究的附加保护的审查要点	
4.1H	涉及儿童和青少年研究的附加保护的审查要点	
4.1H	涉及孕妇和哺乳妇女研究的附加保护的审查要点	
4.1H	紧急情况下许多患者将没有能力给予同意的研究，如果监护人不在场，是否可以豁免知情同意的规定	

4.2 决定

标准	审核要点	页码
4.2A	审查会议规则：讨论的要求，表决的要求	
4.2B	同意研究的标准	
4.2B	决定意见（同意，必要的修正后同意，不同意，终止或者暂停已同意的研究）的定义	
4.2B	决定意见的标准	
4.2B	终止或者暂停已同意研究的决定，伦理审查的要点	

5 伦理委员会办公室

5.1 审查事务管理

标准	审核要点	页码
5.1A	定义伦理审查的送审类别	
5.1A	送审程序	
5.1A	初始审查的送审文件清单	
5.1A	初始审查申请表模板	
5.1A	年度/定期审查的送审文件清单	
5.1A	年度报告/研究进展报告模板	

5.1A	要求研究者迅速报告增加受试者风险或者显著影响临床研究实施的非预期问题	
5.1A	供研究者参考的知情同意书的设计模板	
5.1B	会议审查的适用范围	
5.1B	快速审查的适用范围	
5.1B	快速审查的程序	
5.1C	选择主审委员的规则与程序	
5.1C	有不同研究类型和审查类别的审查工作表模板，能保证主审委员在审查中考量了同意研究标准相关的所有伦理要点	
5.1D	邀请独立顾问的规则与程序	
5.1E	安排审查会议的规则	
5.1E	制定会议日程的规则	
5.1E	保证委员的审查能够获得足够的信息的规定	
5.1E	保证会议符合法定人数的规定和要求	
5.1F	有效传达审查决定的规定	
5.1F	及时传达审查决定的规定	

5.2 文件与信息管理

标准	审核要点	页码
5.2A	管理类文件的管理规定	
5.2A	审查项目文档的建档、存档、归档的规定	
5.2A	审查项目文档的安全和保密的规定	
5.2A	审查项目文档的查阅程序	
5.2A	审查项目文档保存时间的规定	
5.2B	会议记录的信息要求	
5.2B	会议记录形成的程序	
5.2B	快速审查项目的记录规定	
5.2C	有效管理年度/定期审查信息、同意研究文件有效期信息、待提交复审项目信息的规定	

6　研究者和研究人员

6.1 遵循伦理原则

标准	审核要点	页码
6.1A	遵循伦理审查体系的监管要求的规定	—
6.1B	遵循利益冲突管理的规定	—
6.1C	研究项目设计的技术规范：依据学科标准，并以最大限度减少受试者风险的方式设计一项研究的要求	—
6.1D	确定具备保护受试者所需资源的规定	—

6.1E	以公平的方式招募受试者的规定	—
6.1F	获取受试者或其监护人知情同意的规定	—
6.1G	关注和回应受试者诉求的规定	—

6.2 规范实施研究

标准	审核要点	页码
6.2A	具有研究资格的规定	—
6.2B	研究者授权研究人员，并对研究保持适当的监管的规定	—
6.2C	遵循法规和方案开展研究的规定	—
6.2D	依法提交报告的规定	—

秘书签字	
日期	年 月 日

第九类 附件

文件编号：AF/FJ-01/02.0

术语表

涉及人的生物医学研究：以人类受试者（包括利用可识别身份的人体材料和数据）为研究对象，了解疾病的原因、发展和结果，改进预防、诊断和治疗而开展的活动。例如：临床试验，流行病学研究，利用医学记录或人的其他信息的研究，利用保存的人的生物标本的研究，卫生系统的研究等。

伦理审查体系：开展涉及人的生物医学研究的组织机构依据研究和伦理相关的法律、法规、政策和指南建立的伦理审查及其支持系统，包括组织机构、伦理委员会、伦理委员会办公室、研究人员四个部分。在这个体系框架中，各部门和人员遵循相关法律、法规、政策和指南，遵循公认的伦理准则，相互协作，实现保护受试者权益和安全的目标。

组织机构：开展涉及人的生物医学研究的机构，包括医疗卫生机构、科研院所、高等院校等。开展药物临床试验和医疗器械临床试验的组织机构，应当依法完成药物临床试验机构和医疗器械临床试验机构的备案。开展涉及人的生物医学研究的组织机构，包括临床试验机构，亦称作研究机构。

伦理委员会：一个由医学、药学及其他背景人员组成的委员会，其职责是通过对研究方案及其修正案、获取受试者知情同意的方法和书面文件等材料进行独立的审查、同意或提出建议，并对研究进行跟踪审查，以确认研究所涉及的人类受试者的权益和安全受到保护。

伦理委员会办公室：为伦理委员会提供审查事务服务的一个支持部门。

研究者：一位实施临床研究并对临床研究质量和受试者权益和安全负责的研究现场的负责人，例如在研究现场由一组人员实施研究，研究者则为该组人员的负责人，亦可称为主要研究者。

研究人员：由研究者授权在研究现场执行研究相关程序和/或做出研究相关决定的人员，例如研究医师，研究护士，研究助理等。

伦理审查的类别：伦理审查的类别可以分为初审、跟踪审查、复审三类。跟踪审查包括修正案审查、年度/定期审查、安全性审查、偏离方案审查、终止/暂停研究审查、研究完成审查。

初始审查申请：伦理审查的送审类别之一。涉及人的生物医学研究项目，研究者应在研究开始前提交伦理审查，经审查同意后方可实施。初始审查申请是指研究项目首次向伦理委员会提交的伦理审查。

初始审查：伦理审查的类别之一。伦理委员会对初始审查申请所进行的审查称之为初始审查。

修正案审查申请：伦理审查的送审类别之一。修正案分为两类情况：①为避免研究对受试者的紧急危害，研究者可在伦理委员会同意前修改研究方案，事后应当及时将修改研究方案的情况及原因报告伦理委员会。②研究过程中变更研究者，或对研究方案、知情同意书、招募材料、以及提供给受试者的其他书面资料的修改，研究者应当向伦理委员会提交修正案审查申请，经审查同意后执行，除非研究方案的修改仅涉及研究管理或后勤方面，例如更换监查员、变更电话号码、变更药品批号。

修正案审查：伦理审查的类别之一。伦理委员会对修正案审查申请所进行的审查称之为修正案审查。

年度报告或研究进展报告：伦理审查的送审类别之一。研究者应当向伦理委员会提交临床研究的年度报告，或者按照伦理审查意见所要求的年度/定期审查频率提交研究进展报告。如果伦理审查同意研究的有效期到期，可以通过年度报告或研究进展报告申请延长有效期。

年度/定期审查：伦理审查的类别之一。伦理委员会对年度报告或研究进展报告所进行的审查称之为年度/定期审查。

安全性报告：伦理审查的送审类别之一。研究者应当向伦理委员会提交申办者提供的安全性报告，包括可疑且非预期严重不良反应报告，其他潜在的严重安全性风险信息的报告，年度安全性报告。

安全性审查：伦理审查的类别之一。伦理委员会对安全性报告所进行的审查称之为安全性审查。

偏离方案报告：伦理审查的送审类别之一。偏离方案分为三类情况：①为避免研究对受试者的紧急危害，研究者可在伦理委员会同意前偏离研究方案，事后应当及时向伦理委员会报告任何偏离已同意方案之处并作解释。②增加受试者风险或者显著影响临床研究实施的偏离方案，研究者/申办者应当及时向伦理委员会报告。③其他的偏离方案，可以定期汇总向伦理委员会报告。

偏离方案审查：伦理审查的类别之一。伦理委员会对偏离方案报告所进行的审查称之为偏离方案审查。

终止/暂停研究报告：伦理审查的送审类别之一。研究者/申办者提出提前终止或者暂停临床研究，应及时向伦理委员会提交终止/暂停研究报告。

终止/暂停研究审查：伦理审查的类别之一。伦理委员会对终止/暂停研究报告所进行的审查称之为终止/暂停研究审查。

研究完成报告：伦理审查的送审类别之一。（本中心）研究完成后，研究者应当向研究机构报告；向伦理委员会提交研究完成报告，以证明研究的完成。

研究完成审查：伦理审查的类别之一。伦理委员会对研究完成报告所进行的审查称之为研究完成审查。

复审申请：伦理审查的送审类别之一。复审分为两类情况：①按伦理审查意见“必要的修改后同意”，对方案进行修改后，应当提交复审，经伦理委员会审查同意后方可实施。②如果对伦理审查意见有不同的看法，可以通过复审申请的方式提出不同意见，请伦理委员会重新考虑决定。

复审：伦理审查的类别之一。伦理委员会对复审申请所进行的审查称之为复审。

会议审查：会议审查是伦理委员会的主要审查方式，有例行的会议审查和紧急会议审查。会议审查程序包括主审、预审和会审。伦理委员会按照同意一项研究的标准进行审查。伦理审查的决定应当超过伦理委员会委员组成人数的半数。伦理审查的意见有同意，必要的修改后同意，不同意，终止或者暂停已同意的研究。

快速审查：快速审查是伦理委员会的审查方式之一，是对会议审查的一种补充方式，以提高审查工作效率。快速审查由 1～2 名主审委员进行审查。快速审查同意研究的标准与会议审查相同。快速审查适用范围：受试者风险不大于最低风险，且不涉及弱势人群和个人隐私及敏感性问题的研究；已同意的方案的较小修改；没有受试者入组或已完成或停止研究相关干预的研究。

现场访查：现场访查有两种情况：①根据伦理审查意见的要求，"观察知情同意的过程"，或者"观察研究的实施"，到研究现场进行的监督活动。②受委托的伦理审查，需要对委托伦理审查的研究机构有关受试者保护所需资源进行现场评估，需要访谈研究者以确认其资格和能力。

受试者抱怨：受试者可以与研究人员讨论他们所关注的问题，获取信息，提出诉求。除此之外，组织机构还应当为受试者建立一个可信任的渠道，使其可以向一个独立于研究人员且知晓研究项目情况的部门提出诉求和意见。我国 GCP 规定，由伦理委员会承担这一职责，负责受理并协调处理受试者的相关诉求。如果受试者的抱怨属于可能对受试者安全或临床研究实施产生不利影响的非预期问题，应当向伦理委员会审查会议报告。

文件编号：AF/FJ-02/02.0

参考文献

- 中华人民共和国认证认可条例，2016
- 中国合格评定国家认可委员会：CNAS-CC01_2015 管理体系认证机构要求，2015
- 国家认证认可监督管理委员会：涉及人的生物医学研究伦理审查体系要求，HRPS/CTS 01-2020
- 中华人民共和国执业医师法，1998
- 中华人民共和国药品管理法，2019
- 国务院：医疗器械监督管理条例，2014
- 国家药品监督管理局，国家卫生健康委员会：药物临床试验质量管理规范，2020
- 国家卫生和计划生育委员会：涉及人的生物医学研究伦理审查办法，2016
- 国家卫生和计划生育委员会：医疗卫生机构开展临床研究项目管理办法，2014
- 国家中医药管理局：中医药临床研究伦理审查管理规范，2010
- ICH Expert Working Group：ICH E6_R2_Step_4：Guideline for Good Clinical Practice，2016
- WMA：Declaration of Helsinki，Ethical Principles for Medical Research Involving Human Subjects，2013
- WHO：Operational Guidelines for Ethics Committees That Review Biomedical Research，2000
- WHO：Standards and Operational Guidance for Ethics Review of Health-related Research with Human Participants，2011
- CIOMS：International Ethical Guidelines for Health-related Research Involving Humans，2016
- AAHRPP（Association for the Accreditation of Human Research Protection Programs，Inc）：Evaluation Instrument for Accreditation，2018
- Code of Federal Regulations Title21 Part 56.111 of the Food and Drug Administration
- 熊宁宁．伦理审查体系认证标准与审核指南，科学出版社，2021 年 1 月，第 1 版